Hermann Wieh

# NIELS STENSEN

Sein Leben in Dokumenten und Bildern

echter

*Zum Autor:*
*Hermann Wieh wurde 1949 in Bremen geboren.*
*Studium der Theologie und Germanistik in Frankfurt, Münster und Rom. Promotion zum Dr. theol.*
*1978 Priesterweihe. Bis 1982 Kaplan in Hamburg.*
*Seit 1982 Rektor des Niels-Stensen-Kollegs in Münster.*

CIP-Titelaufnahme der Deutschen Bibliothek

*Niels Stensen:* sein Leben in Dokumenten u. Bildern / Hermann Wieh. – Würzburg : Echter, 1988
ISBN 3-429-01165-5
NE: Wieh, Hermann [Bearb.]

Mitglied der Verlagsgruppe »engagement«


Umschlag: Ernst Loew
Gesamtherstellung: Echter Würzburg
Fränkische Gesellschaftsdruckerei und Verlag GmbH

ISBN 3-429-01165-5

# *Inhalt*

Einleitung . . . . . . . . . . . . . . . . . 7

Kopenhagen (1638–1660)
»Gib Gott, daß ich nur das behaupte, was ich ganz genau weiß« . . . . . . . . . . . 9

Amsterdam – Leiden – Paris – Montpellier (1660–1666)
»Deinen Eifer im Aufspüren der Geheimnisse des menschlichen Körpers kann ich nicht genug preisen« . . . . . . . . . . . . . 15

Florenz (1666–1677)
»Das Beste auf die beste Weise« . . . . . . 25

Hannover (1677–1680)
»Gott und dem Heil der Seelen zu dienen, ist mein einziges Verlangen« . . . . . . . . 39

Münster (1680–1683)
»...daß man jede Seele zur Vollkommenheit erhebe...« . . . . . . . . . . . . . . 45

Hamburg und Schwerin (1683–1686)
»Dein heiliger Wille geschehe« . . . . . . 55

Schluß . . . . . . . . . . . . . . . . . . 67

Zeittafel . . . . . . . . . . . . . . . . . 69

Literatur . . . . . . . . . . . . . . . . . 71

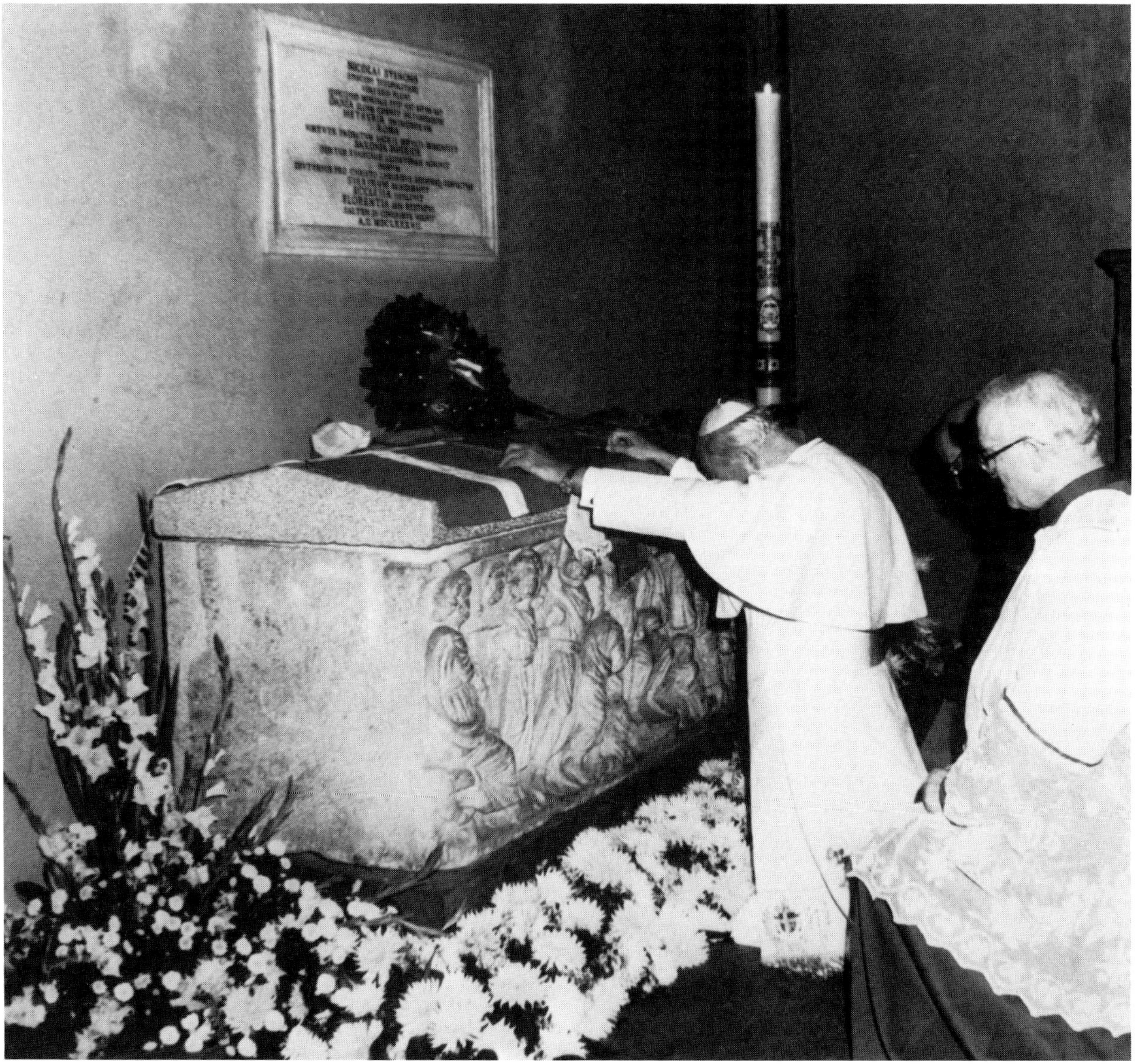

*Papst Johannes Paul II. besuchte 1986 Florenz und betete am Sarkophag Niels Stensens in San Lorenzo.*

# *Einleitung*

Der Anlaß zur Veröffentlichung dieses Buches ist die Seligsprechung Niels Stensens durch Papst Johannes Paul II. am 23. Oktober 1988 in der Peterskirche in Rom. Jesus selbst verheißt in den Seligpreisungen (vgl. Mt 5,3–12 und Lk 6,20–26) denen das Himmelreich, die sich ganz und radikal auf seine Nachfolge einlassen. Durch die »Selig-Sprechung« dokumentiert die Kirche ihre Glaubensüberzeugung, daß Niels Stensen aufgrund seines wahrhaft christlichen Lebens und Sterbens von Gott in die Vollendung seiner himmlischen Wirklichkeit aufgenommen wurde. Gottes unendlich große Liebe trägt Leben, Sterben und Auferstehen des Menschen in der Nachfolge Jesu Christi.

Niels Stensen wurde am 11. Januar 1638 in Kopenhagen geboren und in der protestantischen St.-Nikolai-Kirche getauft. Er starb im Alter von 48 Jahren als katholischer Bischof in Schwerin. Dazwischen liegt ein wahrhaft spannungsreiches Leben: geprägt von Naturwissenschaft und Theologie, von protestantischer und katholischer Kirchentradition, von weltlichem Erfolg und geistlicher Askese. In Niels Stensen verkörpert sich die Epoche des europäischen Aufbruchs nach den Wirren der Reformation und des Dreißigjährigen Krieges. An seiner Person lassen sich sowohl die Chancen als auch die Schwierigkeiten verdeutlichen, in die der Mensch gerät, wenn er sich als Christ dem Aufbruch seiner Epoche stellt.

Die Darstellung des Lebens von Niels Stensen in diesem Buch ist vom Anlaß der Veröffentlichung bestimmt. Es geht nicht nur um geschichtliche Daten, sondern vor allem um die geistliche Grundhaltung des Naturforschers und Bischofs. Wie können wir aus dem reichen Glaubensleben des Seligen für unseren eigenen christlichen Alltag Impulse und Hilfen erhalten? Gerade im dokumentarischen Nachlaß Stensens (besonders in den Briefen) finden sich auf diese Fragen manche Antworten. Vor allem die Texte Stensens selbst sollen den Leser ermutigen, dessen Erfahrungen und Einsichten in den eigenen Lebensalltag zu übertragen.

Auf dem Weg zur Seligsprechung Niels Stensens gab es vielerlei Gespräche, Konferenzen und Vorbereitungsarbeiten, aus denen ich persönlich viele Anregungen empfangen habe. Ich widme dieses Buch einem besonders eifrigen Förderer der »Causa Stenonis«, dem Bischof em. Heinrich Theissing in Schwerin. Möge die Seligsprechung Niels Stensens besonders für die Kirche in der Diaspora Ermutigung und Segen sein.

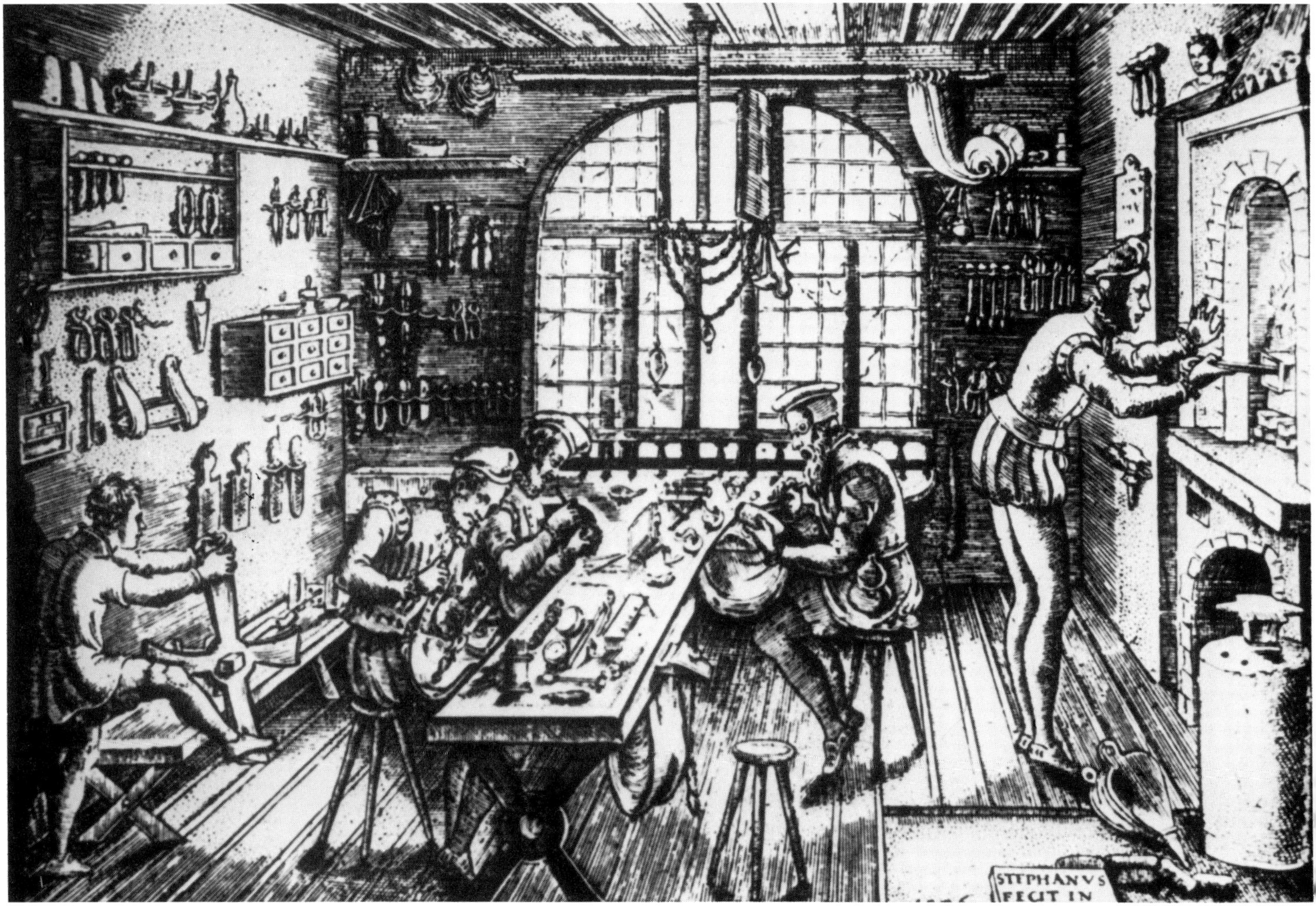


*Zeitgenössische Darstellung einer Goldschmiedewerkstatt, wie sie der Vater Niels Stensens in der Hauptstraße von Kopenhagen betrieb. Die angesehene Werkstatt arbeitete viel für König Christian IV. Sie bot dem jungen Niels Gelegenheit, in spielerischer Weise sowohl die verschiedenen Metalle und Gesteine kennenzulernen als auch das präzise Bearbeiten vorgegebener Werkstücke zu erproben.*

## Kopenhagen (1638–1660)

# *»Gib Gott, daß ich nur das behaupte, was ich ganz genau weiß.«*

Christlicher Glaube vollzieht sich in ganz unterschiedlichen Bedingungen und Lebensvollzügen. Jeder Mensch wird mit bestimmten Charaktereigenschaften und Fähigkeiten geboren. Er wächst in einer vorgegebenen familiären Situation auf und wird von den gesellschaftlichen und politischen Bedingungen seiner Umwelt beeinflußt. Diese Vorgegebenheiten bedeuten sowohl Grenze als auch Chance. Jedenfalls gilt es, von ihnen auszugehen und unter diesen konkreten Bedingungen christliches Leben zu gestalten.

Die Grundbedingungen, von denen der junge Niels Stensen auszugehen hat, sind sehr vielfältig. Ihm sind eine hohe Intelligenz und eine stark ausgeprägte naturwissenschaftliche Begabung mitgegeben. In der Goldschmiede seines Vaters beobachtet er die Form, Beschaffenheit und Verarbeitung von Metallen, Steinen und anderen Erzeugnissen der Natur. Vom 10. Lebensjahr an besucht der junge Niels die Lateinschule seiner Vaterstadt Kopenhagen. Dort begegnet er neben den klassischen Sprachen auch den gerade in dieser Zeit mächtig aufblühenden naturwissenschaftlichen Fächern Mathematik, Botanik und Anatomie. Die religiöse Erziehung Niels Stensens in Elternhaus und Schule entsprach dem protestan-

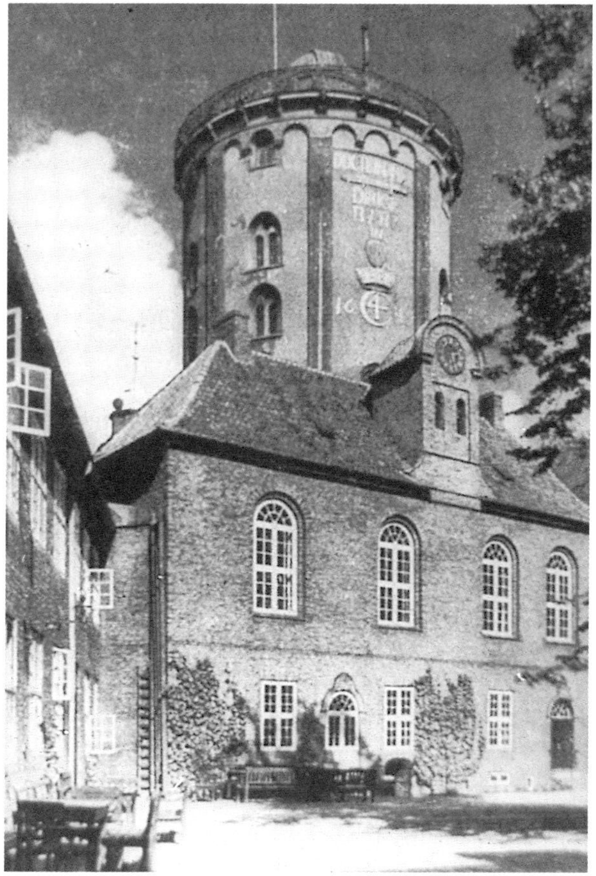

*Neben der Lateinschule, die Stensen von 1648 bis 1656 besuchte, steht der »Runde Turm«, noch heute ein Wahrzeichen Kopenhagens. 1637 bis 1642 erbaut, diente er u. a. den astronomischen Forschungen der Universität.*

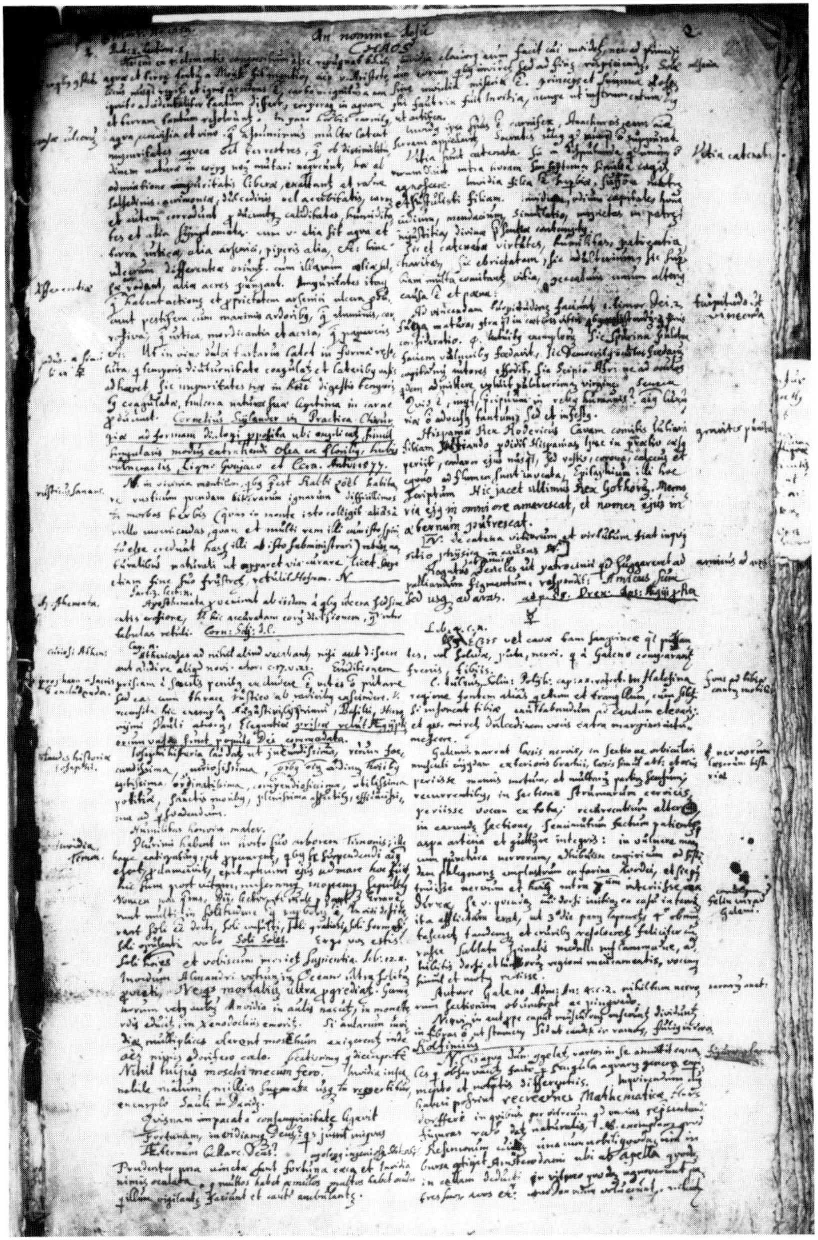

In nomine Jesu

Chaos

*Im März 1659, während des letzten Studienjahres an der Universität Kopenhagen, begann Niels Stensen mit tagebuchartigen Aufzeichnungen verschiedenster Art: Zusammenfassungen gelesener Bücher, persönliche Eindrücke bei wissenschaftlichen Experimenten, Begegnungen mit anderen Studenten und Professoren. Er überschreibt seine Aufzeichnungen mit den Worten »In nomine Jesu« und »Chaos«. Sie geben wertvollen Aufschluß über die Entwicklung der Persönlichkeit ihres Verfassers.*

tischen Frömmigkeitsideal, das im damaligen Dänemark selbstverständlich gelebt wurde. In der Lateinschule wurden auch die zukünftigen Pastoren herangebildet, und so standen sowohl theologische Inhalte als auch praktische Frömmigkeitsübungen auf dem Schulprogramm. Auch dem Medizinstudium, für das sich Stensen zum Unwillen seiner Familie nach der Schulzeit entschloß, wurde eine gründliche Ausbildung in philosophischen und theologischen Grundfragen vorangestellt. Der wissensdurstige Student befaßte sich offensichtlich besonders gerne mit der Frage nach den Baugesetzen der Natur und des Menschen. Glaube und naturwissenschaftliche Arbeit bilden für ihn eine Einheit. Beiden muß es um exaktes Forschen und Fragen gehen. So notiert der etwa zwanzigjährige Student in sein Tagebuch:

»Gib Gott, daß ich mir die Abstinenz von jeder Sünde befehle und hauptsächlich von einem vorschnellen und nicht gut durchdachten Urteil oder einer Behauptung über etwas, das ich – gleich ob wenig oder viel – jedenfalls nicht ganz genau weiß« (Ep. II, 911f).

Oder ganz ähnlich:

»Es sündigen gegen Gottes Größe diejenigen, die nicht die Werke der Natur selbst betrachten wollen, sondern, mit der Lektüre anderer zufrieden, verschiedene Einbildungen erdichten und bilden; so entbehren sie nicht nur die anziehende Betrachtung der Wunder Gottes, sondern verlieren auch Zeit, die man auf Notwendiges und zum Wohle des Nächsten verwenden könnte, und sie behaupten vieles, was Gottes nicht würdig ist« (Ep. II, 912).

Schon der junge Niels Stensen stellt kritische Fragen und nutzt seine hohe und vielseitige Intelligenz, um die von Gott geschenkte Schöpfung in jeder Weise besser und tiefer zu verstehen.

Aber die Kinder- und Jugendzeit Stensens wäre einseitig gesehen, wollte man sie nur als Ausbildungsweg zu hoher wissenschaftlicher Leistung beschreiben. Die Zeit, in der Stensen aufwächst, bringt nicht nur Fortschritte mit sich. Schon als Kind begegnet der kleine Niels Krankheit und Tod. Dreimal verliert Anna Nielstochter, seine Mutter, ihren Ehemann durch den Tod. Aber es gelingt ihr, das Goldschmiedegeschäft zu erhalten und ihren Kindern eine gute und gediegene Erziehung zu sichern. Von den Wirren des Dreißigjährigen Krieges bleibt Kopenhagen zunächst verschont. Aber in dessen Gefolge muß Dänemark im Krieg gegen Schweden bittere Niederlagen einstecken.

Bei den Kämpfen um Kopenhagen (1657 bis 1658) steht der junge Student auf den Wällen seiner Vaterstadt, um die Heimat zu verteidigen. Auch die große Pestepidemie (1654) gehört zu den Jugenderfahrungen von Niels Stensen. Gerade die Begegnung mit Krankheit und Leid mag dazu beigetragen haben, daß der als empfindsam und scheu beschriebene junge Mann nicht nur Perfektion und Lei-

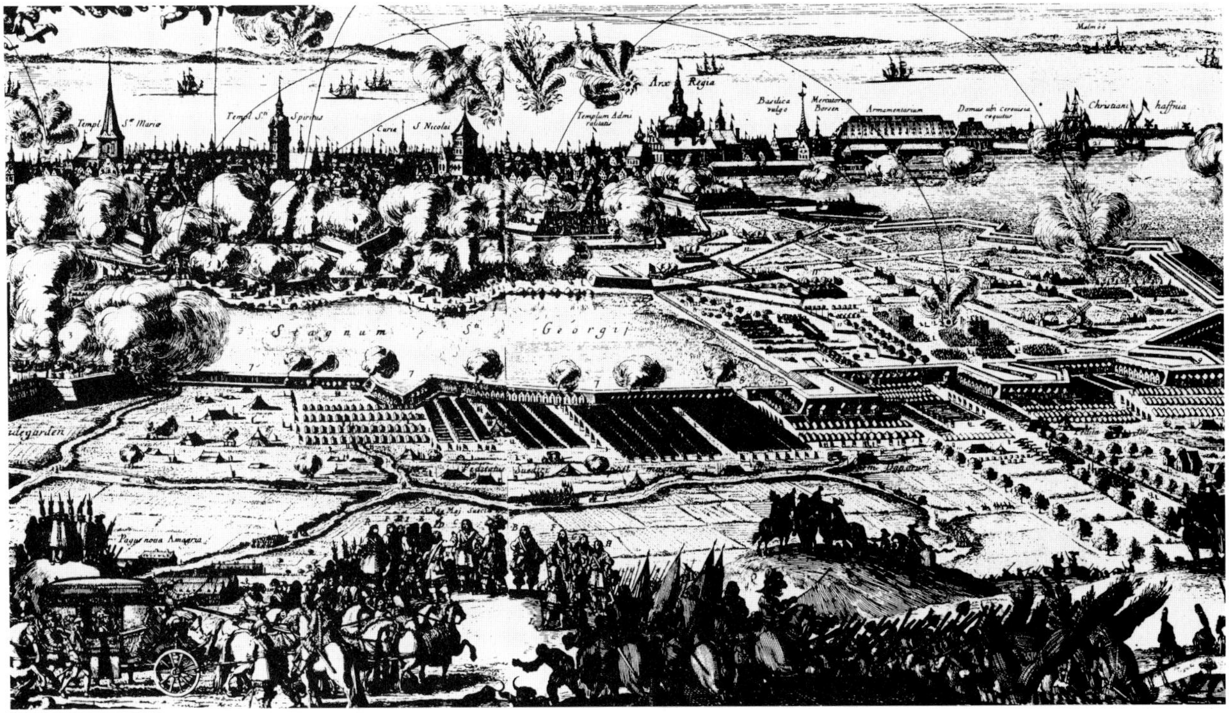


*Zeitgenössischer Stich von der Belagerung Kopenhagens im August 1658 durch den schwedischen König Karl X. Gustav. Auch Stensen wurde im »Studentenregiment« erfaßt und mußte die Stadt auf den Wällen verteidigen.*

stung, sondern vor allem ein Leben gemäß der Vorsehung Gottes erstrebt. So notiert er im Tagebuch seiner Studentenzeit:

»Gott sieht alles und sieht es im voraus, und alles kommt von ihm und ist zur Ehre seines Namens« (Ep. II. 907 f).

Oder er bittet:

»Gib, Gott, daß wir immer den Tod vor Augen haben, immer jenes Wort im Munde führen: Memento mori« (Ep. II, 910).

Hier klingen schon sehr früh Motive an, die Stensens menschliche und geistliche Persönlichkeit ein Leben lang charakterisieren werden. Messerscharfe Intelligenz und kritisches Suchen, Geborgenheit in einer soliden Bürgerfamilie und die Erfahrung von Bedrängnis und Tod: Alles ist eingebunden in den Glauben an die Vorsehung Gottes und seinen Beistand in Zeit und Ewigkeit.

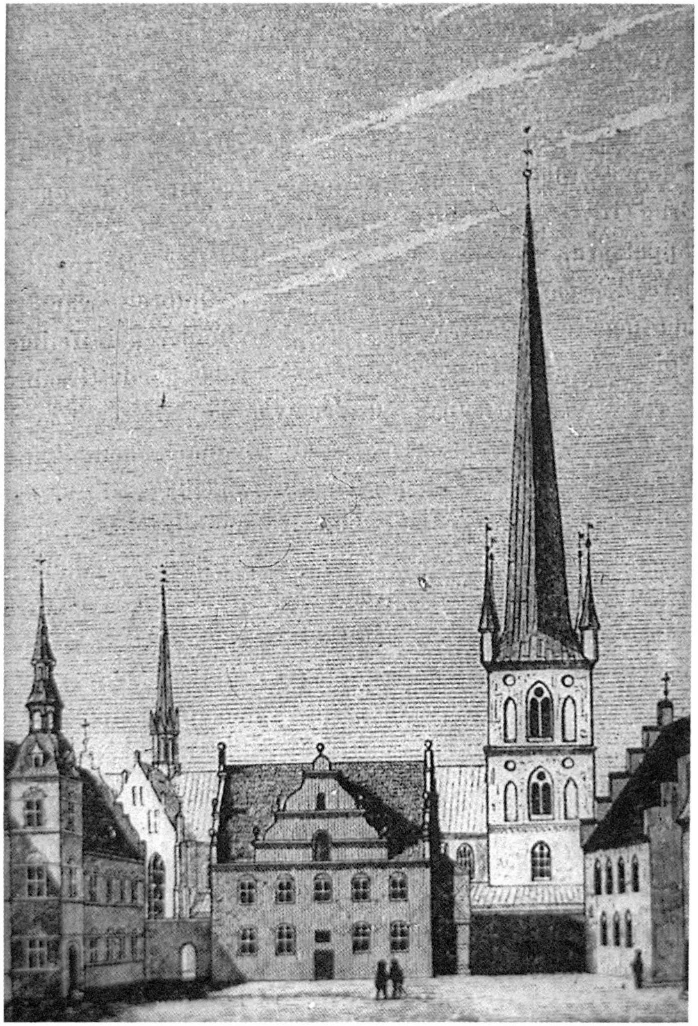

*Die Darstellung der Universität Kopenhagen zu Beginn des 17. Jahrhunderts zeigt, wie eng Theologie und Wissenschaft, Kirche und weltliche Forschung miteinander verbunden waren.*

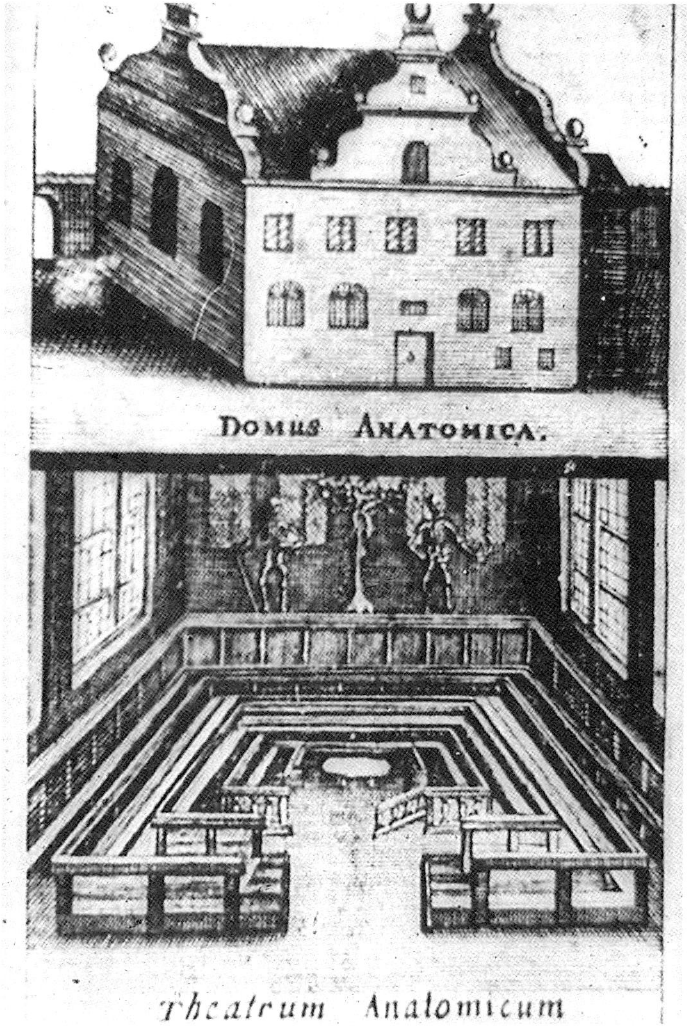


*Im »Haus der Anatomie« veranstaltete man zur Zeit Stensens öffentliche Sektionen an Tierkadavern, manchmal auch an menschlichen Leichnamen. Wie zu einem Schauspiel wurden dazu Eintrittskarten ausgegeben.*

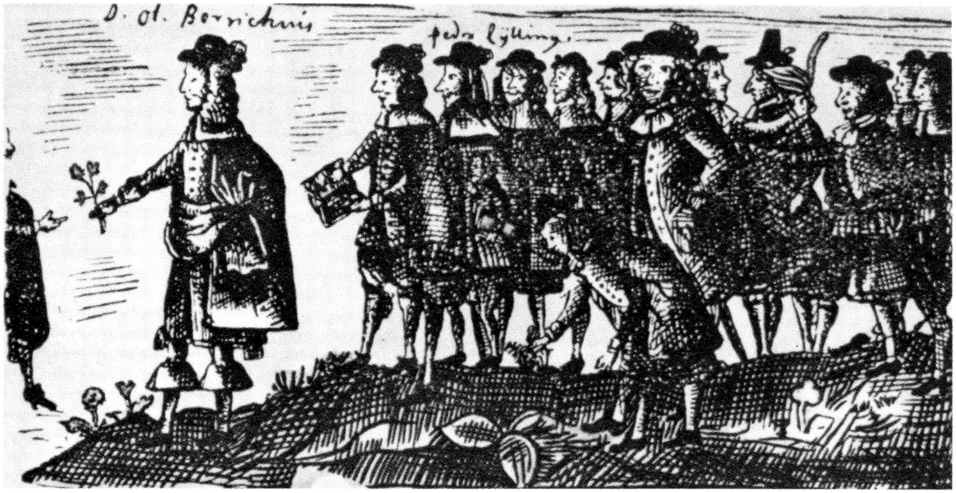


*Der Stensenschüler Jacobäus Holger skizzierte 1673 die botanischen Exkursionen des Naturwissenschaftlers Olo Borch, der auch zu den wichtigsten Lehrern Stensens gehörte.*

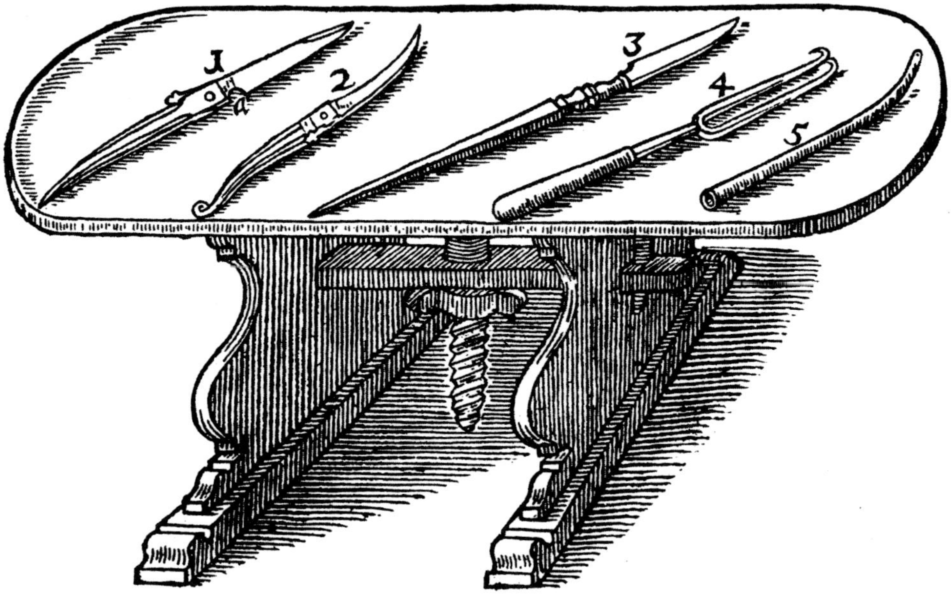


*Der Seziertisch im »Theatrum Anatomicum« in Kopenhagen. Die Anatomie gehörte Mitte des 17. Jahrhunderts zu den gerade erst entwickelten Wissenschaften und wurde von vielen »klassischen« Forschern noch sehr kritisch betrachtet.*

## Amsterdam – Leiden – Paris – Montpellier (1660–1666)

# *»Deinen Eifer im Aufspüren der Geheimnisse des menschlichen Körpers kann ich nicht genug preisen.«*

Das 17. Jahrhundert ist in Europa die Zeit großer Entdeckungen und Aufbrüche. Das gilt nicht nur für die Naturwissenschaften, sondern auch für die Philosophie und Geistesgeschichte. Epochemachend sind die Arbeiten des Naturforschers und Philosophen Descartes, mit dessen Schriften sich Niels Stensen schon in seiner Studienzeit auseinandergesetzt hatte. Gleichzeitig muß man sich vor Augen halten, daß die Mittel zur exakten Naturforschung noch sehr begrenzt waren. Das Mikroskop ist eben erst entdeckt (Stensen selbst benutzt es bei seinen anatomischen Versuchen interessanterweise nicht!); die Entwicklung von Physik und Chemie steht noch ganz am Anfang. Im Bereich der Geisteswissenschaften haben erst wenige Jahrzehnte zuvor die Erkenntnisse von Galilei, Keppler, Kopernikus und Newton das überkommene Weltbild grundsätzlich in Frage gestellt und Kirche und Wissenschaft zu ganz neuen Überlegungen herausgefordert. Zentren der Forschung und Lehre waren die Universitäten und die meist an Fürstenhöfen errichteten wissenschaftlichen Akademien. Diese akademischen Zentren seiner Zeit aufzusuchen, macht sich der junge Wissenschaftler Niels Stensen 1660 von Kopenhagen auf, und wir finden seine Spuren in Amsterdam, Leiden, Paris und Montpellier. In diesen »Wanderjahren« profiliert sich Stensen als eine wissenschaftliche Persönlichkeit von europäischem Rang. Und er tut dies auf eine für seinen Charakter sehr typische Art und Weise.

Zunächst ist das hohe Niveau festzuhalten, auf dem Stensen forscht und in Veröffentlichungen, Diskussionsforen und Vorlesungen sein Wissen an andere weitergibt. Sein Lehrer Thomas Bartholin schreibt an den erst 23jährigen Stensen nach Leiden:

> »Deinen Eifer im Aufspüren der Geheimnisse des menschlichen Körpers und Dein Glück im Ergründen derselben kann das gelehrte Vaterland und mit ihm auch ich nicht genug preisen; jenes ist stolz auf einen so großen Mitbürger und ich auf einen so großen Schüler, durch dessen Tätigkeit das anatomische Wissen täglich wächst« (Ep. I, 138).

Nicht nur aus der Perspektive seiner eigenen Zeit, sondern auch in der historischen Rückschau gehören die Forschungsergebnisse Stensens auf dem Gebiet der Anatomie, der Geologie und Kristallographie zu den hervorragendsten einer an neuen Entdeckungen reichen Zeit.

Wie kam es zu solch außerordentlichen Ergebnissen? Entscheidend ist neben der hohen Intelligenz sicher die konsequente Forschungsmethode Stensens. Das schon in seiner Studentenzeit deutlich gewordene kritische Fragen und präzise Beobachten bewährt sich zunächst vor allem auf dem Gebiet der Anatomie. Stensen gelingt die Neuentdeckung des später nach ihm selbst benannten »Ductus Stenonianus«, des Verbindungsganges von der Ohrspeicheldrüse zur Mundhöhle. Auch seine Forschungen über das menschliche Gehirn erwecken großes Aufsehen. In diesem Zusammenhang kritisiert Stensen wiederum diejenigen, die mehr behaupten, als sie belegen können:

»Es wäre ein großes Glück für das Menschengeschlecht, wenn dieses Organ, welches von allen am feinsten gebaut, sehr häufig gefährlichen Krankheiten ausgesetzt ist, ebenso gut erkannt würde, wie viele Philosophen und Anatome es sich vorstellen ... Trotz der großen Zahl der selbstsicheren Leute und ohne für die Meinung anderer eine Verantwortung übernehmen zu können, bin ich vollkommen überzeugt, daß man auf der Suche nach solidem Wissen nichts Befriedigendes in den verschiedenen Schriften über das Hirn finden wird« (Op. phil. II, 3).

Er selbst gesteht zu Beginn einer Vorlesung in Paris mit großer Ehrlichkeit und Bescheidenheit ein:

»Anstatt Ihnen zu versprechen, Ihre Wißbegierde bezüglich der Anatomie des Gehirns zu befriedigen, gestehe ich Ihnen sofort offen und ehrlich, daß ich diese nicht kenne« (ebd.).

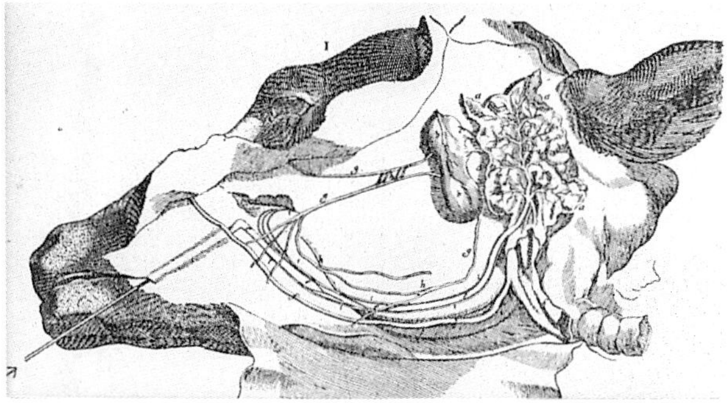

*Von Stensen selbst angefertigte Zeichnung des »Ductus Stenonianus«, den dieser bei der Sektion eines Schafskopfes entdeckte.*

Danach entwickelt Stensen ein Forschungsprogramm für die Erforschung des Gehirns, das nach Meinung von Fachleuten 200 Jahre lang Geltung gehabt hat.
Die auf exaktes Wissen gegründete Methode der naturwissenschaftlichen Arbeit Stensens offenbart noch einen weiteren Charakterzug dieses großen Forschers: Er ist ein sehr selbständiger, auch vor Auseinandersetzungen nicht zurückscheuender Denker. Zwar wird immer wieder seine Bescheidenheit und zurückhaltende Freundlichkeit gerühmt, aber wo es um die Wahrheit geht, kann Stensen sehr klar und deutlich formulieren. Das zeigt sich etwa in der Auseinandersetzung mit seinem Lehrer Blasius, der ihm die Urheberschaft bei der Entdeckung des »Ductus Stenonianus« streitig macht. Stensen schreibt in realistischer Einschätzung der Lage:

»Damit nun die Bescheidenheit nicht als böses Gewissen ausgelegt werde, bin ich gezwungen, wenn auch gegen meinen Willen, über das erlittene Unrecht zu klagen« (Ep. I, 135).

Auf bissige Briefe und Schmähungen antwortet Stensen mit ruhiger und sachlicher Darstellung der Fakten. Er widerlegt Blasius durch dessen eigene Behauptungen und behält recht vor dem Urteil der Medizingeschichte. Solche Vorsicht und Klarheit finden ihre Erklärung in Stensens entscheidender Motivation für jede Forschungsarbeit. Als Beleg wiederum eine Aussage aus dem Bereich der Anatomie; Stensen schreibt:

»Wie gut hätten unsere Vorgänger für uns und für die ganze Menschheit gesorgt, wenn die Anatomen, die ihr ganzes Leben mit Sektionen verbringen, ihren Nachfolgern nur Sicheres überliefert hätten. Unser Wissen wäre weniger breit, aber auch weniger gefährlich; eine Medizin, die sich auf sichere Prinzipien stützt, würde den Kranken, wenn sie ihnen schon nicht die Schmerzen nimmt, wenigstens keine neuen hinzufügen« (Op. phil. II, 64).

Stensen forscht im Interesse der Menschen, und er achtet jeden Menschen, weil er ihn als Geschöpf des ewigen Gottes ansieht. Im Hintergrund der Forschungen Stensens steht das Welt- und Menschenbild eines gläubigen Christen. Das wird den Zuhörern besonders eindrücklich bei seiner Antrittsvorlesung in Kopenhagen vorgeführt.

»Dieses ist der wahre Zweck der Anatomie, die Zuschauer durch das wunderbare Kunstwerk des Körpers zur Würde der Seele und folgerichtig durch das

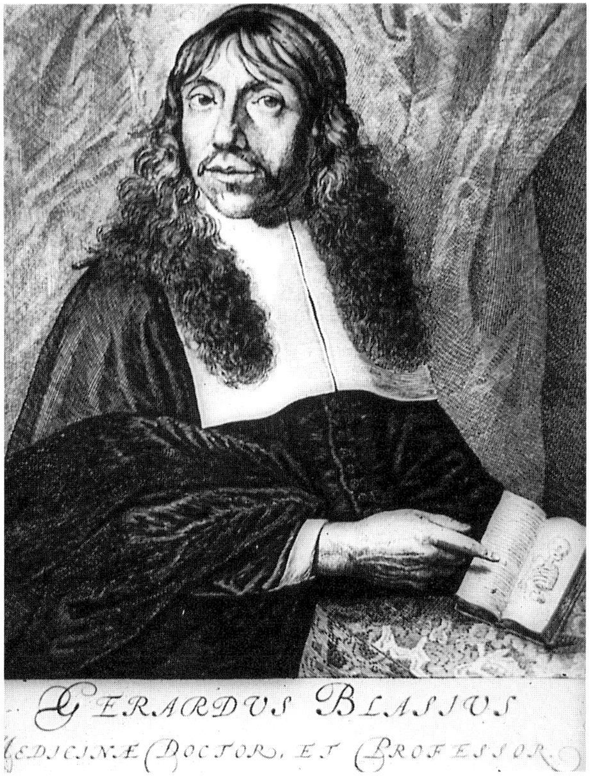


*Der Anatomieprofessor Gerhard Blasius († 1692), in dessen Haus in Amsterdam Stensen wohnte.*

Bewundernswerte an beiden zur Kenntnis und Liebe des Schöpfers emporzuheben« (Op. phil. II, 254).

Eine ähnliche Grundhaltung bestimmt auch Stensens Forschungen im Bereich der Geologie und Kristallographie. Immer geht es ihm um die Schönheit und den Reichtum der Natur und die dahinter verborgene sinnvolle Ordnung des Schöpfers.

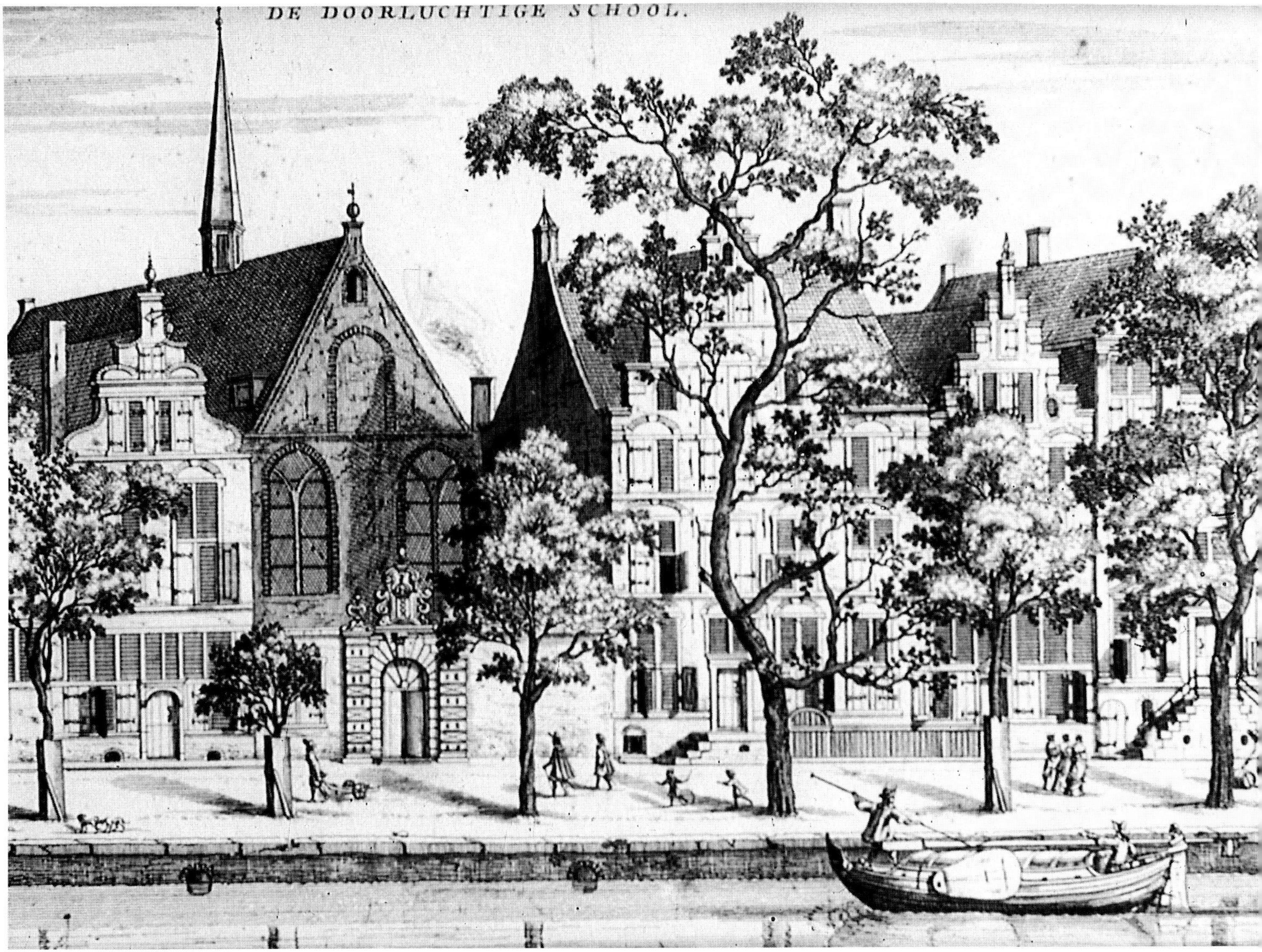


*Zeitgenössische Darstellung der Universität Amsterdam.*

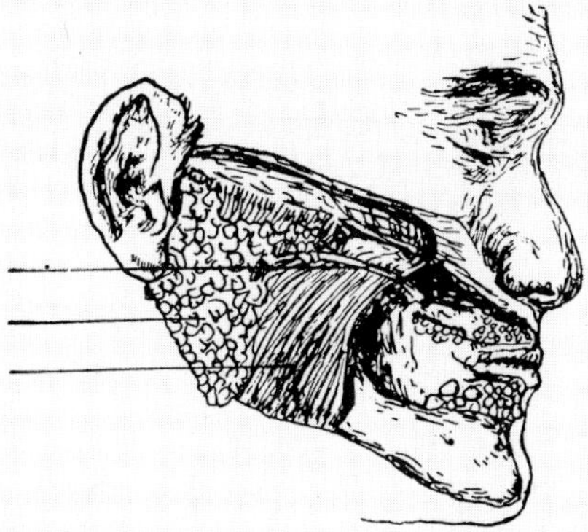


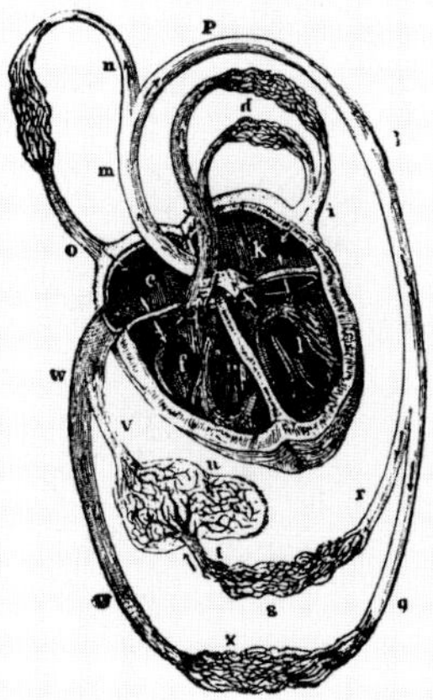

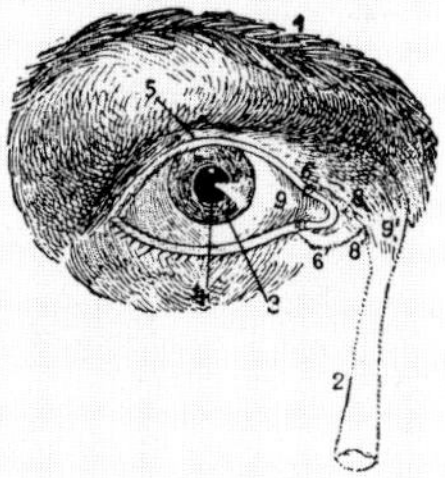

*Die drei wichtigsten Entdeckungen Stensens während seiner niederländischen Zeit: der nach ihm selbst benannte »Stensengang«, die Tränengänge und die Muskeln des Herzens.*

*Stensens erste gedruckte Disputation »De Thermis«.* ▷

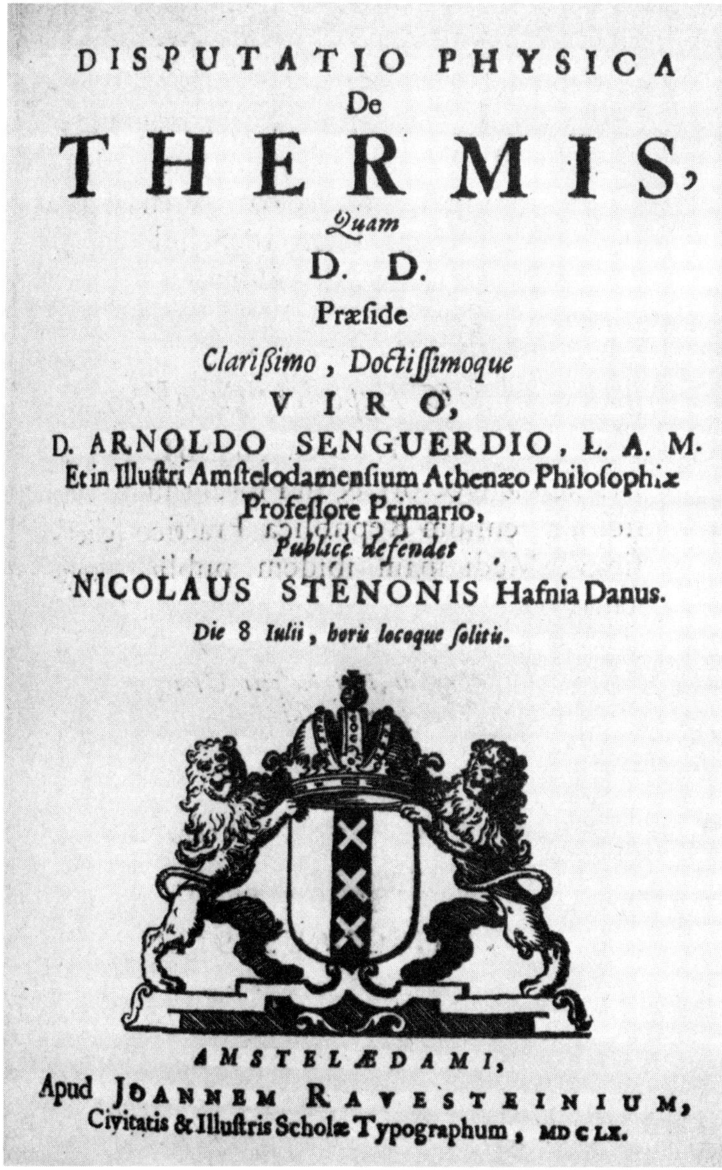

DISPUTATIO PHYSICA
De
THERMIS,
Quam
D. D.
Præside
Clarißimo, Doctissimoque
VIRO,
D. ARNOLDO SENGUERDIO, L. A. M.
Et in Illustri Amstelodamensium Athenæo Philosophiæ
Professore Primario,
Publice defendet
NICOLAUS STENONIS Hafnia Danus.
Die 8 Iulii, horis locoque solitis.

AMSTELÆDAMI,
Apud JOANNEM RAVESTEINIUM,
Civitatis & Illustris Scholæ Typographum, MDCLX.

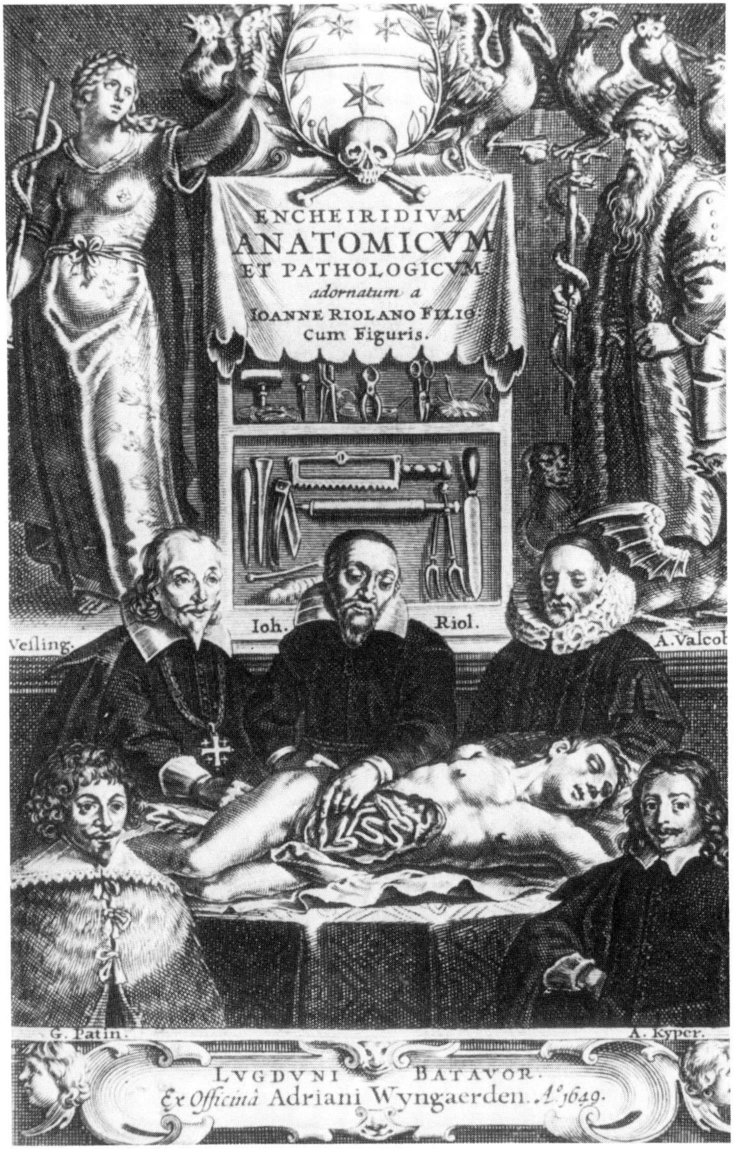


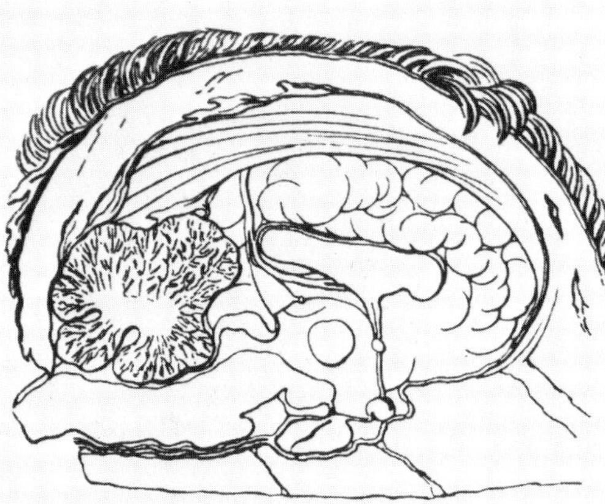

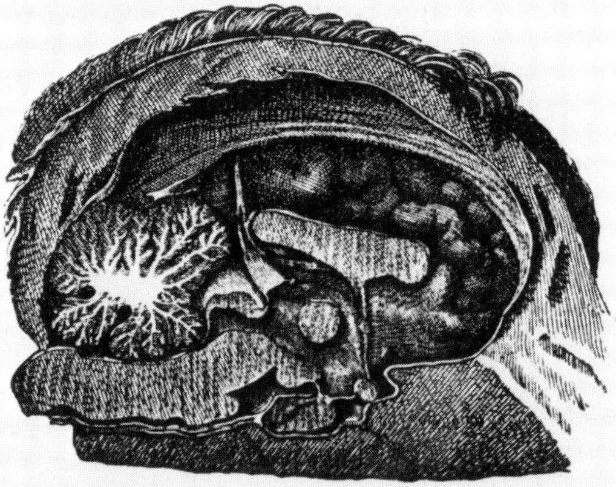

*Erläuternde Zeichnungen des Gehirns aus Stensens berühmter Vorlesung im Hause Thévenot in Paris: »Discours sur l'anatomie du cerveau«.*

◁ *Zeitgenössische Darstellung einer anatomischen Vorlesung in Leiden.*

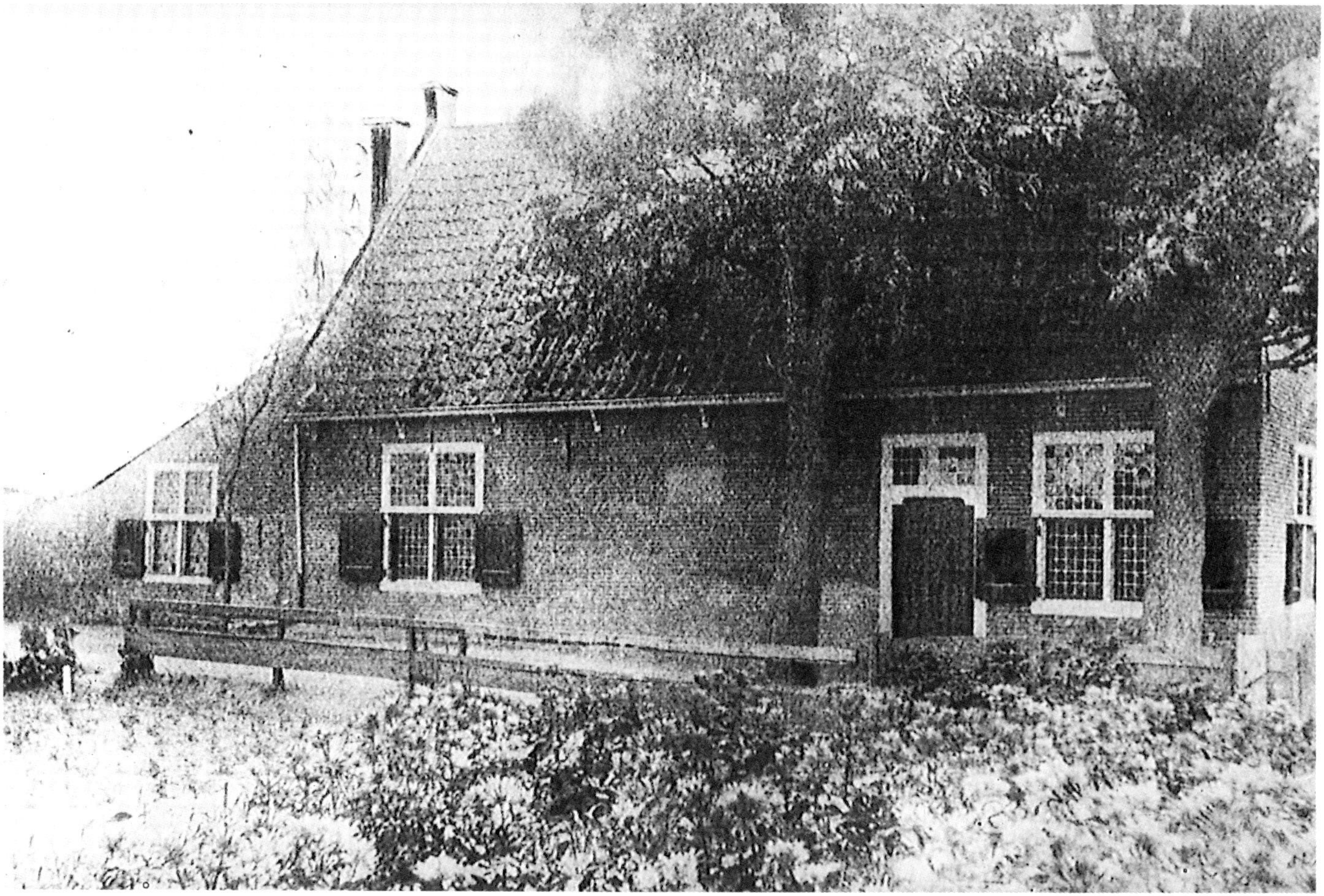

*Das Spinozahaus in Rijnsburg bei Leiden. Während seines Aufenthaltes in den Niederlanden beschäftigt sich Stensen nicht nur mit der Anatomie, sondern auch mit den philosophischen Ideen seiner Zeit. Er lernt Baruch Spinoza, einen Vertreter der neuen freigeistigen Philosophie, kennen und verkehrt häufiger in dessen Haus. Nach seiner Konversion rückt Stensen später von Spinoza ab und versucht ihn in einem offenen Brief von der Richtigkeit der kirchlichen Philosophie zu überzeugen. Spinoza läßt sich auf dieses Bemühen Stensens nicht näher ein.*

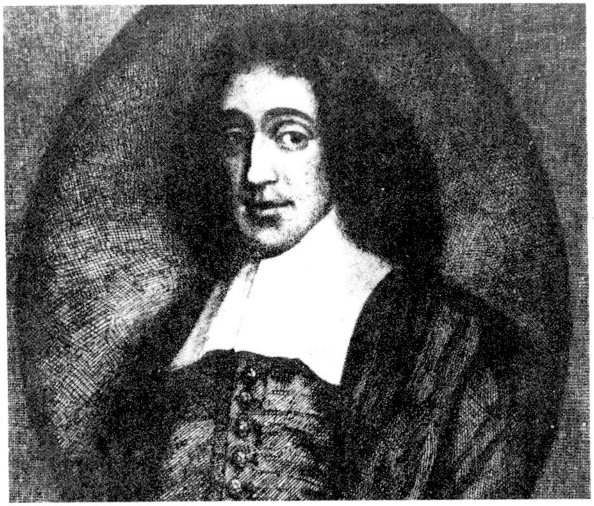

*Baruch Spinoza (1632–1677).*

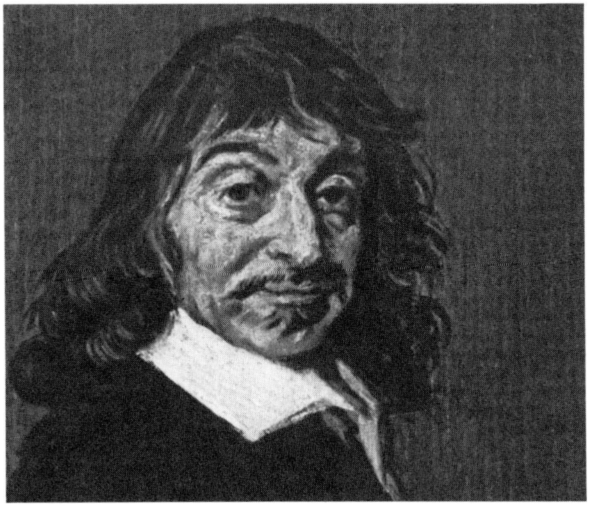

*René Descartes. Porträt des Philosophen (1596–1650) von Frans Hals im Königlichen Museum der Schönen Künste in Kopenhagen.*

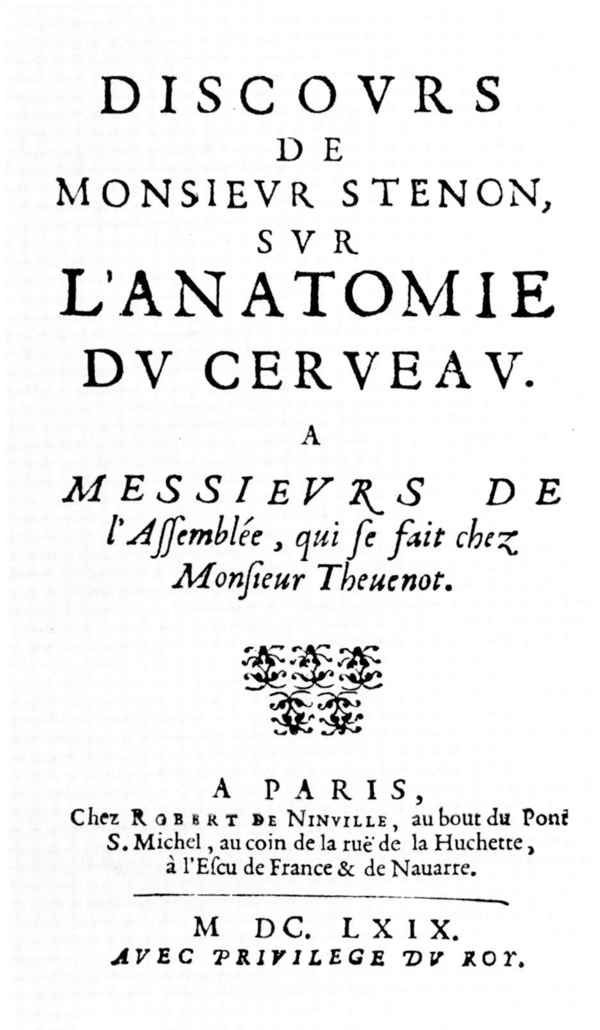

DISCOVRS
DE
MONSIEVR STENON,
SVR
L'ANATOMIE
DV CERVEAV.
A
*MESSIEVRS DE l'Aſſemblée, qui ſe fait chez Monſieur Theuenot.*

A PARIS,
Chez ROBERT DE NINVILLE, au bout du Pont S. Michel, au coin de la ruë de la Huchette, à l'Eſcu de France & de Nauarre.

M DC. LXIX.
*AVEC PRIVILEGE DV ROY.*

*1669 wird in Paris die im Haus des berühmten Gelehrten Melchisedech Thévenot gehaltene Vorlesung Stensens über das Gehirn veröffentlicht. Sie gilt bis heute als wegweisend für die Erforschung der Anatomie des Gehirns.*

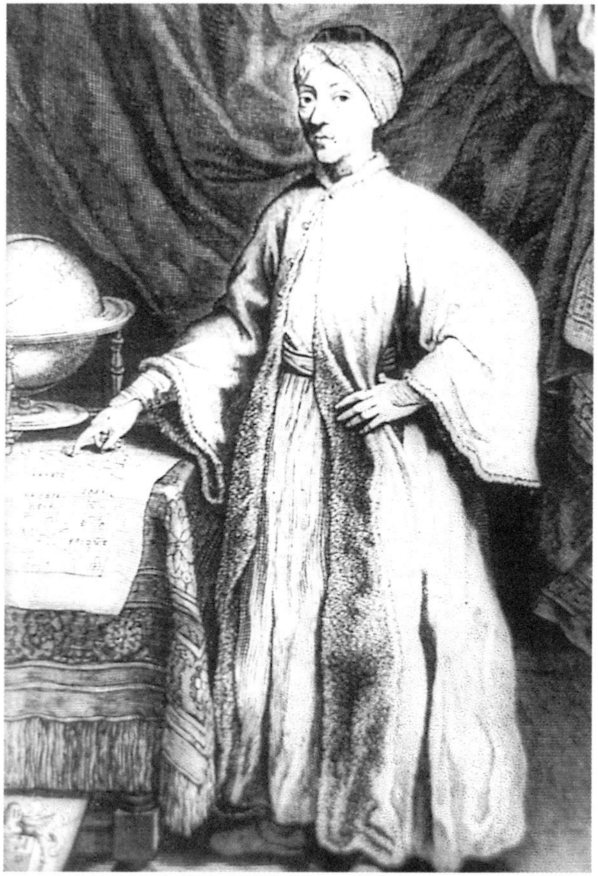

*Melchisedech Thévenot (1620–1692) war Bibliothekar Ludwigs XIV. In seinem Haus versammelten sich berühmte Gelehrte, die u. a. die Gedanken des von Stensen schon in seiner Studienzeit erwähnten Philosophen und Forschers Descartes eifrig diskutierten. Aus diesem Kreis um Thévenot ging später die französische Akademie der Wissenschaften hervor.*

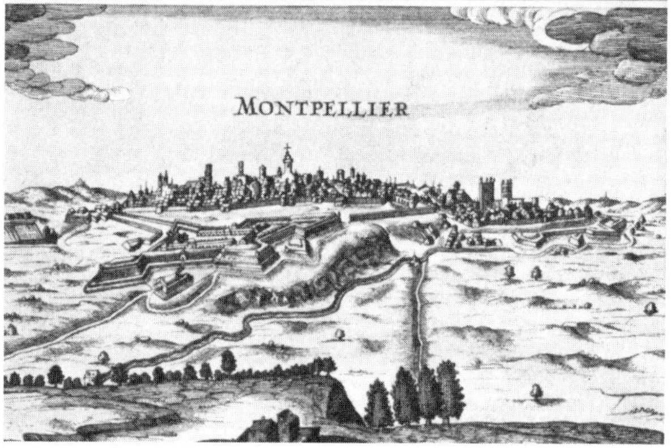


*Auf seiner Reise durch Frankreich macht Stensen Ende 1665 Station in Montpellier, dessen medizinische Fakultät Weltruf genoß. Er trifft hier mit dem berühmten englischen Arzt William Croone (1633–1684) zusammen, der Stensens Schriften sehr schätzte und in die englische Sprache übertrug.*

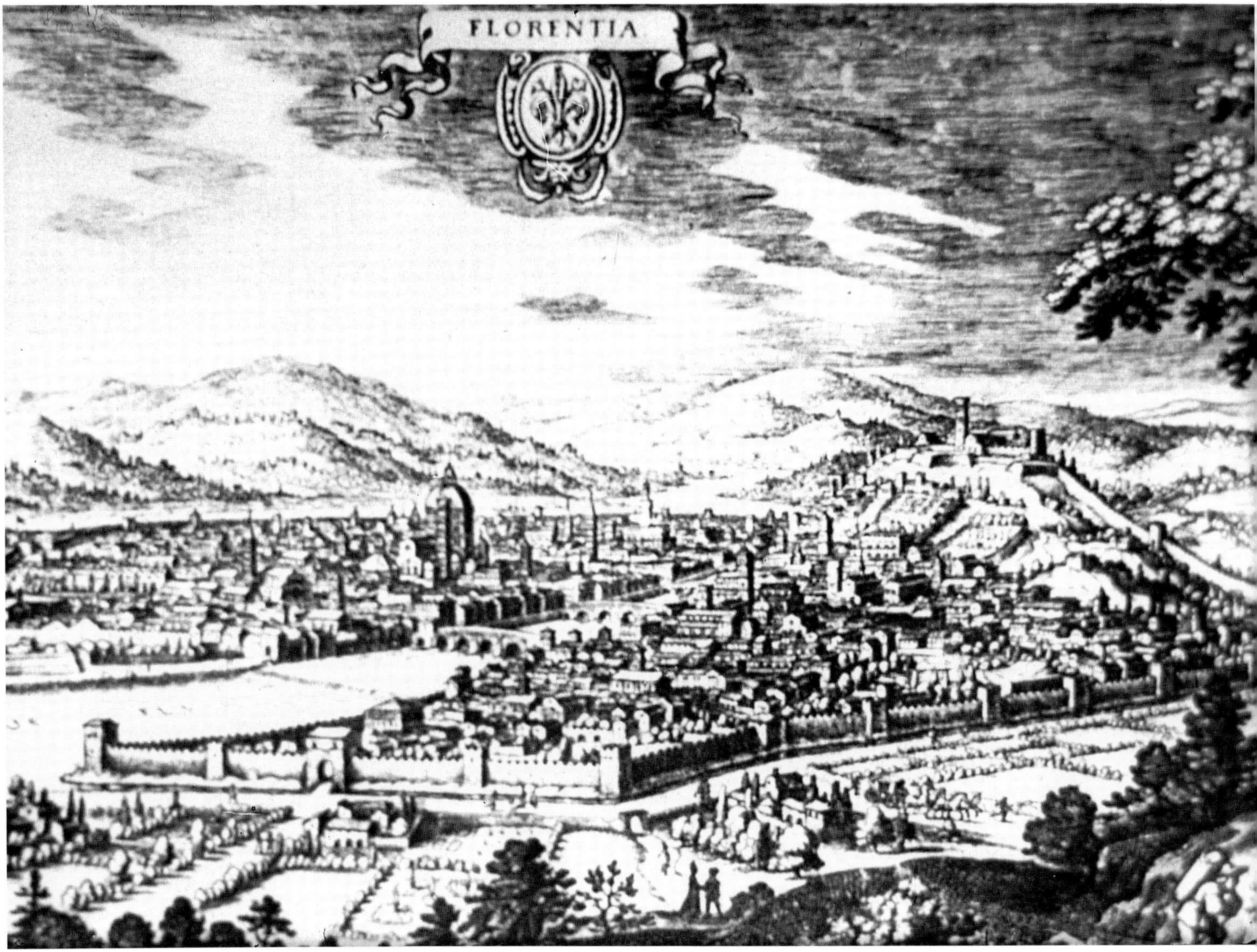


*Florenz nach einem zeitgenössischen Stich.*

## Florenz (1666–1677)
# *»Das Beste auf die beste Weise«*

Schon mit 28 Jahren sehen wir Niels Stensen auf dem Höhepunkt einer in ganz Europa beachteten wissenschaftlichen Karriere. Seine anatomischen Vorlesungen und Experimente in den Niederlanden und Frankreich haben sich in der Fachwelt schnell herumgesprochen. Großherzog Ferdinand II. von Florenz bietet dem jungen Forscher ideale Arbeitsbedingungen, indem er ihn als Leibarzt einstellt und weitgehende Mittel für Forschungen und Experimente zur Verfügung stellt. Stensen bleibt in Florenz und verlebt dort nach eigenen Aussagen die schönsten und wichtigsten Jahre seines Lebens.
Der Aufenthalt in Florenz prägt auch die innere Entwicklung des jungen Naturwissenschaftlers Niels Stensen. Das lebendige religiöse Leben der Toskana macht einen nachhaltigen Eindruck auf den nüchtern-kühlen Wissenschaftler aus dem Norden. Angestoßen durch verschiedene Erlebnisse und Gespräche stellt sich ihm immer stärker die Frage nach dem wahren Glauben.
Ein wichtiger Schritt zum Nachdenken über eine Konversion ist die Fronleichnamsprozession 1666 in Livorno. Über seine Empfindungen beim Anblick der durch die Stadt getragenen Hostie schreibt Stensen an Frau Lavinia

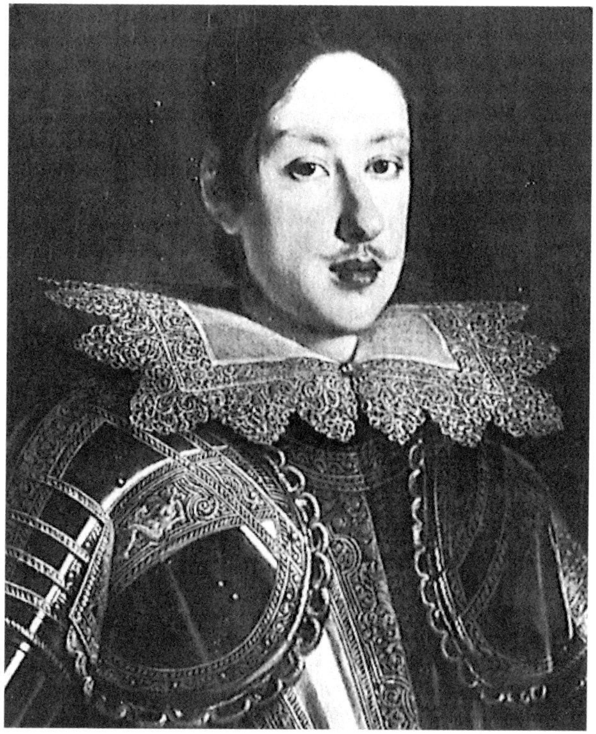

*Großherzog Ferdinand II. di Medici von Florenz (1610–1670), ein eifriger Förderer der Kunst und Wissenschaften in seiner Stadt. Florenz war unter den Medici-Fürsten ein Zentrum des geistigen Lebens in Italien. Auch Stensens Kopenhagener Lehrer Thomas Bartholin (1616–1680) hatte in Italien wesentliche wissenschaftliche Impulse empfangen und seinem Schüler Stensen den Studienaufenthalt dort empfohlen.*

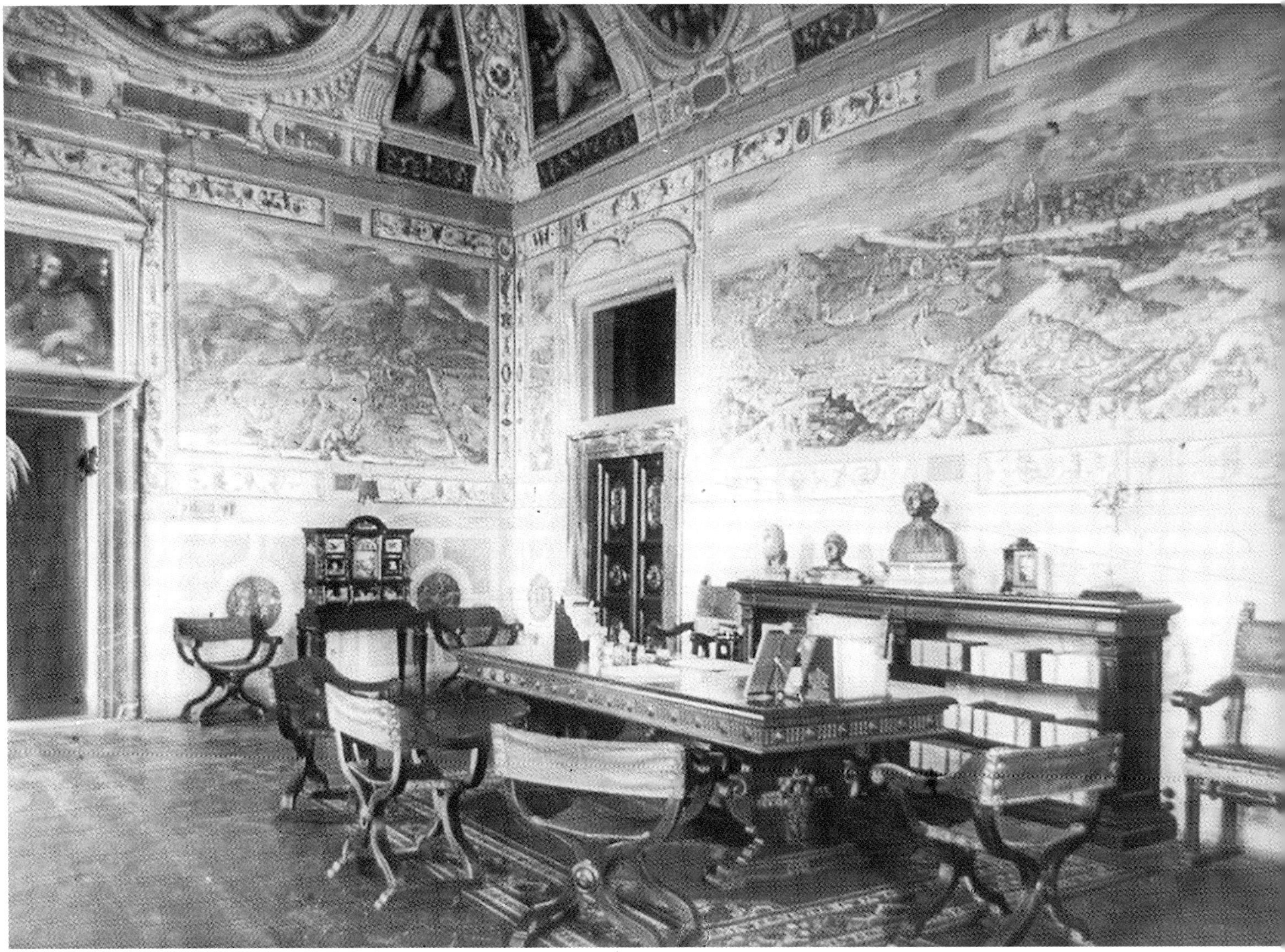

*Im Palazzo Vecchio, seinem Regierungssitz, stellte der Großherzog Stensen eine Wohnung zur Verfügung. Von dort war es nicht weit zum Spital Santa Maria Nuova, der Arbeits- und Forschungsstätte Stensens.*

Arnolfini, die Gattin des Gesandten von Lucca in Florenz:

»Als ich die Hostie mit so großer Pracht durch die Stadt getragen sah, regte sich in mir der Gedanke: Entweder ist jene Hostie nur ein einfaches Stück Brot, und seine Verehrer sind Toren, oder hier ist der wahre Leib Christi, und weshalb erweise nicht auch ich ihm die Ehre?« (Op. theol. I, 9).

Auch die weiteren Schritte lassen sich am besten mit Stensens eigenen Worten schildern. Seine Konversion stieß nämlich bei vielen wissenschaftlichen Freunden auf Unverständnis, ja auf harte Kritik. Stensen beschreibt deshalb seine innere Entwicklung in einem ausführlichen Schriftwechsel mit Johann Sylvius, einem reformierten Prediger in Amsterdam:

»Öfters sah ich mich durch mehrere Jahre hindurch und ohne mein Zutun, ja, eher gegen meinen Willen, mit Katholiken in Gespräche über die Religion verwickelt. Ich bin ihnen dabei immer und überall scharf entgegengetreten, so lange ich Luthers Bibelübersetzung und seinen Katechismus für das reine und unverfälschte Wort Gottes hielt. Und wenn auch in den letzten Jahren das Studium der Philosophie des Descartes, die Mannigfaltigkeit und Zwietracht der anderen, die sich in Belgien auf die Bibel beriefen, sowie die Lebensweise der Weltklugen die Stärke jenes Vorurteils allmählich abschwächten, hielt ich doch an der väterlichen Religion fest, freilich nicht mit der früheren vollen Überzeugung der Wahrheit, sondern, weil das Studium der Naturwissenschaften und häufige Reisen meinen Geist auf andere Dinge hinlenkten. Großen Eindruck machte auf mich der Lebenswandel einiger katholischer Freunde. Eine vornehme Dame,

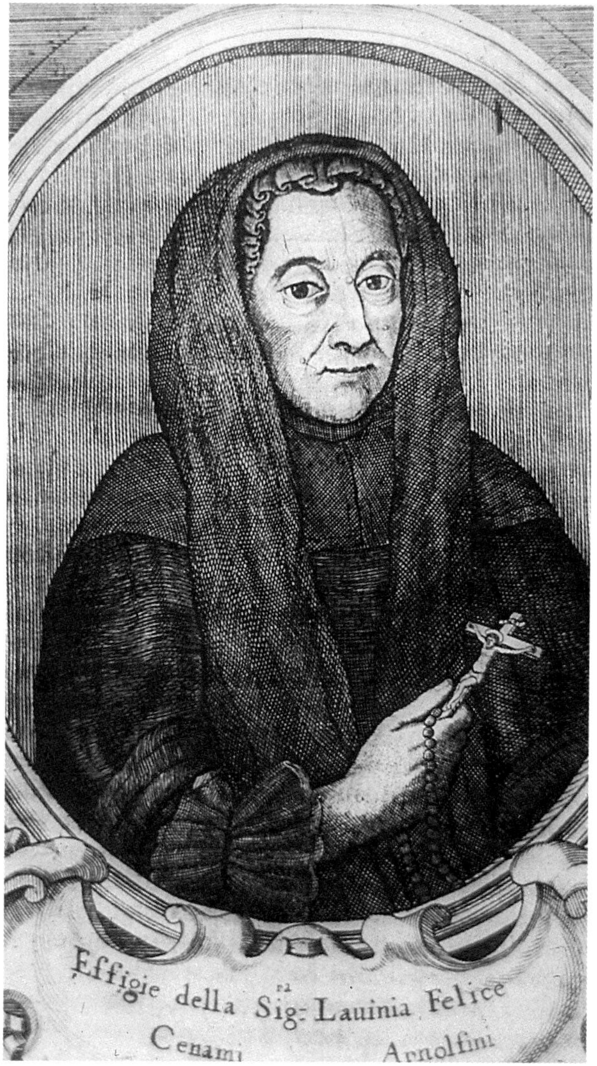


*Lavinia Arnolfini (1631–1710), die Tochter einer Patrizierfamilie aus Lucca und Gattin eines hohen Diplomaten am florentinischen Hof.*

welche sich durch ein heiliges Leben auszeichnete, hatte mit mir verschiedene religiöse Gespräche geführt und endlich die Frage gestellt, ob sich denn in mir nicht auch nur ein leiser Wunsch nach der katholischen Religion regte. Ich antwortete ihr, daß ich allerdings bei den Katholiken vieles beobachtet hätte, was mir gefiele, und andererseits bei den Lutheranern manches, was mir nicht gefalle, daß ich aber bisher nichts gesehen hätte, was mich zwingen könnte, die Religion zu verlassen, der ich durch Geburt und Vaterland verbunden sei. Auf diese Worte hin rief die Dienerin Gottes in großem und wahrhaft christlichem Eifer aus: ›Oh, Gott ist mein Zeuge, daß ich, wenn es meines Blutes bedürfte, um Dir diese Notwendigkeit zu beweisen, ich es noch in diesem Augenblick für Dein Heil hingeben würde.‹ Ergriffen von einem so unerwarteten Erweis christlicher Liebe antwortete ich, daß ich eine ähnliche Gottes- und Nächstenliebe bei niemanden beobachtet hätte. Ja, ich gäbe zu, daß ich bisher mehr Mühe und größere Aufmerksamkeit meinem Studium als dem Heil meiner Seele gewidmet hätte, und ich versprach, die Glaubensfrage von nun an einer ernstlichen Prüfung zu unterziehen.

Zu diesem Zweck fing ich sofort an, die von meinen Freunden entlehnten religiösen Bücher, katholische und protestantische, aufmerksam zu lesen und jeden Tag fast alle Morgenstunden diesem Studium zu widmen. Obwohl sich mir nun sofort die weiter unten noch auszuführenden Gründe darboten, wurde mein Geist doch von so großen und verschiedenen Sorgen zerrissen und ich war so in die Bande der Finsternis verstrickt, daß ich, meiner gleichsam nicht mehr mächtig, keinen Ausweg aus meiner unglückseligen Lage zu finden vermochte.

Endlich trafen um die Vesperstunde des Allerseelentages gleichzeitig so viele Gründe und Umstände zusammen, daß ich in der klaren Erkenntnis, Gott habe meine Hände ergriffen und mich zu seiner Kirche geführt, bekennen mußte: Herr, Du hast meine Fesseln zerbrochen« (Ep. I, 257 f).

Als für ihn wichtige Beweisgründe nennt Stensen die Frage nach dem Ursprung und nach der Einheit der Kirche. Bei seinen ausgedehnten Reisen durch die konfessionell zerrissenen Niederlande hat er vor allem die ganz unterschiedlichen Erklärungen der Heiligen Schrift als dem Geist Jesu Christi widersprechend erfahren. Er schreibt deshalb:

»Somit läuft am Ende alles auf die einzige Frage hinaus, welche von den verschiedenen Schrifterklärungen eigentlich als von Gott stammend zu erachten sei, die Auslegung Luthers, Calvins und der anderen Reformatoren, oder meine bzw. jene Interpretation, welche unsere Vorfahren vor Luthers Zeiten als Wort Gottes verehrt haben, weil sie durch die Zeugnisse so vieler Väter und durch das Blut so vieler Märtyrer bestätigt wird, also die Auslegung jener Kirche, durch die Gott eben diese unsere Vorfahren vom Heidentum zum Evangelium bekehrt hat« (Ep. I, 259).

Die Konversion zum katholischen Bekenntnis wird offiziell am 7. November 1667 vollzogen. Sie ist für Stensen nicht nur Abschluß einer inneren Entwicklung, sondern gleichzeitig Anstoß zu einem intensiven geistlichen Leben. Auf weiteren Forschungsreisen durch Europa beschäftigt er sich nicht nur mit naturwissenschaftlichen Fragen der Anatomie, Erdgeschichte und Kristallographie, sondern gewinnt immer mehr einen lebendigen Blick für

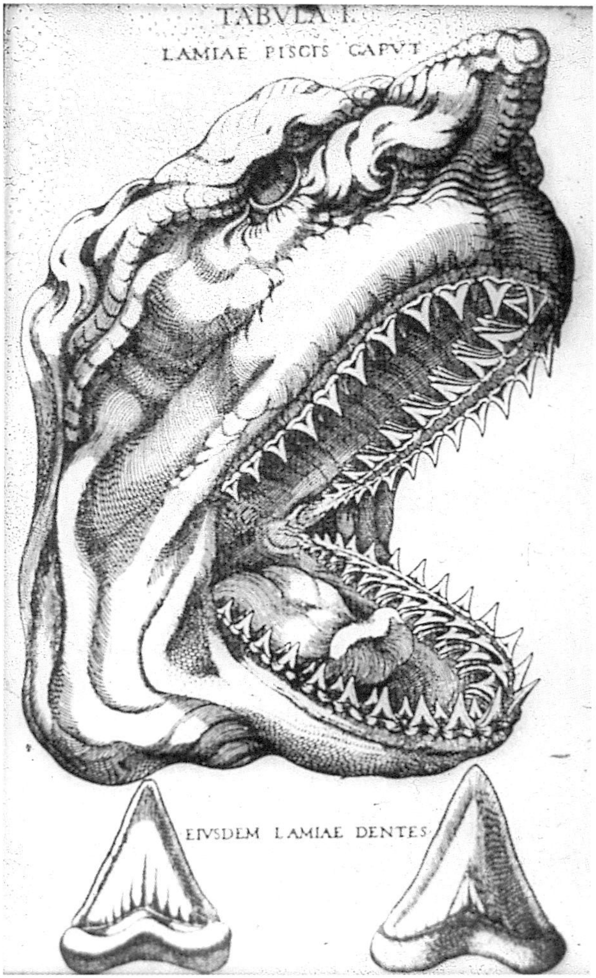


*Kopf und Zähne eines Haifisches, den Stensen wissenschaftlich exakt beschrieben hat. Aus der Form der Zähne zog er Schlüsse auf die Herkunft der sogenannten »Zungensteine«, die ihm bei seinen geologischen Studien begegnet waren. Er setzte dadurch Maßstäbe für weitere geologische Forschungen.*

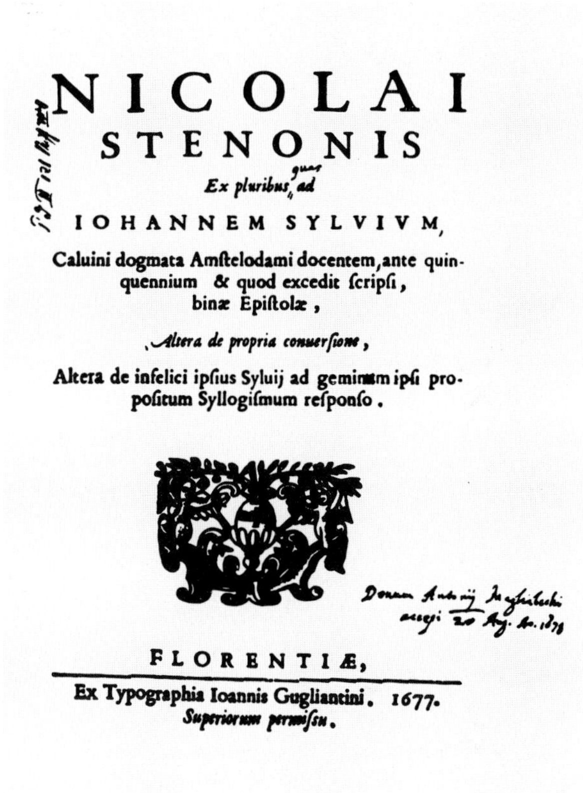

NICOLAI
STENONIS
*Ex pluribus quas ad*
IOHANNEM SYLVIVM,
Caluini dogmata Amſtelodami docentem, ante quinquennium & quod excedit ſcripſi, binæ Epiſtolæ,
*Altera de propria conuerſione,*
Altera de infelici ipſius Syluij ad geminum ipſi propoſitum Syllogiſmum reſponſo.

FLORENTIÆ,
Ex Typographia Ioannis Gugliantini. 1677.
*Superiorum permiſſu.*

*Die Konversion Stensens blieb nicht ohne Widerspruch in der wissenschaftlichen Welt seiner Zeit. Besonders auf einer Reise in die Niederlande (Frühjahr 1670) muß er seinen Entschluß gegenüber den wissenschaftlichen Freunden heftig verteidigen. Er faßt deshalb seine Gedanken in einer Schrift an Johannes Sylvius zusammen, die 1677 in Florenz gedruckt wird. Johannes Sylvius († 1699) wirkte von 1667 bis 1691 als reformierter Prediger an der Deutschen Kirche in Amsterdam.*

die religiöse Erfahrungswelt der Menschen, die ihm begegnen. Ein Brief an Großherzog Cosimo III. mag das bestätigen:

»In Venedig traf ich einen Diener Gottes, der zwar weder lesen noch schreiben konnte, den Gott aber zu einem hohen Grad der Vollkommenheit geführt hat. Er sprach zu mir von der Liebe zu Gott wie ein wirklich Liebender; und die Bekehrungen von Sündern, die Gott durch ihn gewirkt hat, zeigen, daß ein katholischer Wäscher (das war sein Beruf), wenn es um die Gottesliebe geht, mehr vermag als die tüchtigsten der sogenannten Erneuerer unserer Tage. Er hat eine große Andacht zur seligsten Jungfrau Maria und hat viele Erleuchtungen, nicht nur wenn er sich zu seinen Andachten zurückzieht, sondern auch, wenn er durch die Gassen geht und einem Sünder begegnet, dem Gott die Gnade der Bekehrung schenken will. Ich habe mich mehrmals mit ihm unterhalten. Er erklärte mir, wie Gott die Seele über die Schönheit der Tugenden zur Kreuzesliebe führt. Von Kindheit an war er vom Wunsch nach Vollkommenheit beseelt. Schon als Kind (während die anderen des Abends spielten) gaben die Farben der Wolken ihm Stoff zur Betrachtung: In den weißen sah er die Schönheit der Reinheit und in den rosenroten die Glut der göttlichen Liebe. Da verstand ich, daß niemand seine Lauheit Gott gegenüber entschuldigen kann, weil Gott nicht sublime Kenntnisse und schwierige Dinge fordert, sondern nur Liebe. Niemand, wie schwach und alt er auch sei, kann sich damit entschuldigen, daß er nicht lieben könne. Ist doch die Liebe eine Leidenschaft, die in den Kindern anfängt und bis zum Tod nicht erlischt. Es gilt nur den Gegenstand der Liebe zu ändern« (Ep. I, 264 f).

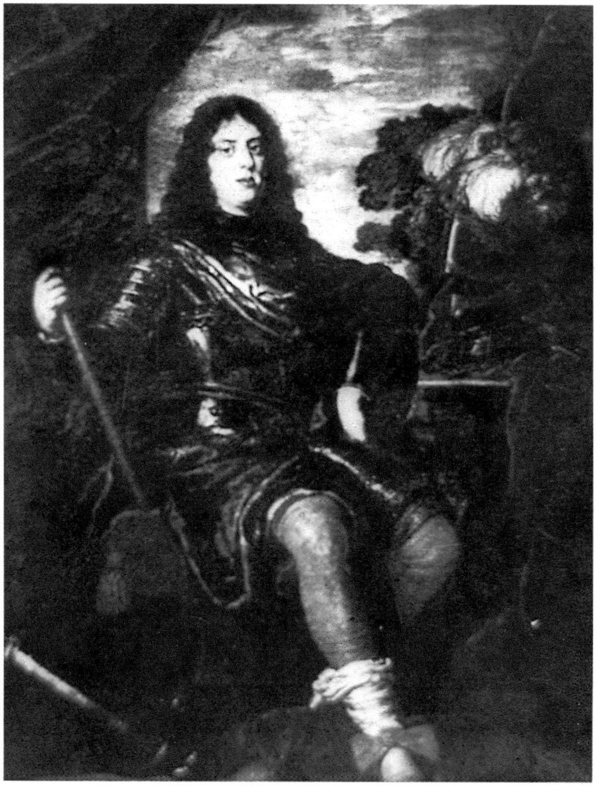

*Großherzog Cosimo III. di Medici (1643–1723) regiert ab 1670 in Florenz. Wie sein Vater unterstützt er die Bemühungen Stensens in vielfältiger Weise. Zahlreiche Briefe zeugen von Stensens Dankbarkeit gegenüber diesem großzügigen Gönner und Freund.*

Die Jahre 1672 bis 1674 bedeuten einen gewissen Einschnitt im Leben Niels Stensens. Es ist ein Einschnitt, der ihm gleichzeitig den weiteren Weg klarer ins Bewußtsein treten läßt. Nach einigem Zögern folgt der junge Gelehrte nämlich einem Ruf seines Königs in Kopenha-

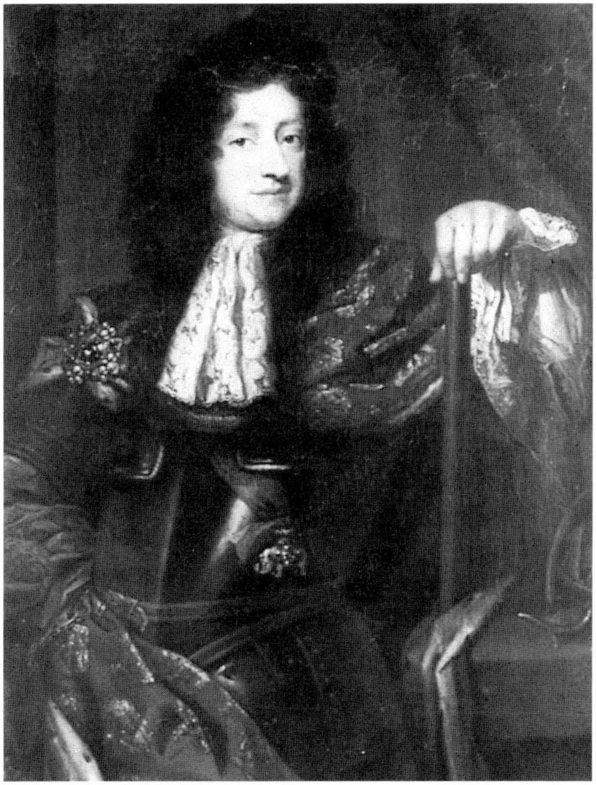

*König Christian V. (1646–1699) regiert seit 1670 in Dänemark und beruft durch seinen Kanzler Griffenfeld Niels Stensen 1672 nach Kopenhagen. Seine Anstellung als »Königlicher Anatom« ist zwar ehrenvoll, bedeutet aber keinerlei Anerkennung von seiten der Universität.*

gen und geht als »Königlicher Anatom« in seine Vaterstadt zurück. Zwar wird ihm die freie Ausübung seiner katholischen Religion gestattet, aber an eine gesicherte Lebensstellung an der stark protestantisch geprägten Universität ist nicht zu denken. Doch für Stensen sind in dieser Zeit schon andere Fragen als die der äußeren Position wichtig geworden. So schreibt er in einem Brief nach Florenz über seine Lage:

»Meine Verwandten und Freunde erweisen mir bis jetzt alle Liebenswürdigkeit, und niemand befehdet mich wegen meiner Religion. Aber es ist richtig, daß man keinen Weg findet, um mich anzustellen; doch sehe ich davon ab und plage sie nicht mit Bitten, sondern überlasse alles ihrem Gutdünken, ganz überzeugt davon, daß wenn die Stunde Gottes kommt, sich die Stelle finden wird, die für mich die beste ist« (Ep. I, 274).

Mit derselben gläubigen Grundhaltung betreibt Stensen auch seine anatomischen Studien. Berühmt geworden (und von Johann Wolfgang Goethe später zitiert) sind einige Sätze aus der anatomischen Antrittsvorlesung in Kopenhagen:

»Wir haben in der Vernunft einen Richter über die Sinneseindrücke. Wir sollten durch häufiges Erwägen folgender ganz sicherer Wahrheit von der Unwissenheit zum Wissen, vom Unvollkommenen zum Vollkommenen aufsteigen und würdige Gedanken über die wahre Menschenwürde in uns erwecken. Wenn ein kleiner Teil der Oberfläche des menschlichen Körpers (z. B. die Hand) so lieblich ist und den Beschauer so beeindrucken kann, welche Reize würden wir da nicht zu sehen bekommen, welches Entzücken würden wir da nicht fühlen, wenn wir den ganzen kunstvollen Bau des Körpers schauen könnten oder der Seele, der so viele und so kunstvolle Werkzeuge gehorchen, und die Abhängigkeit aller dieser Dinge von der Ursache, die alles weiß, was wir nicht kennen: Schön ist, was wir sehen, schöner, was wir wissen, weitaus am schönsten ist, was wir nicht fassen« (Op. phil. II, 254).

Das Innerste der Schöpfung und die Natur des Menschen sind für Stensen nicht eine zufällig zusammengefügte Masse, sondern sie gehorchen kunstvollen Baugesetzen, die den göttlichen Schöpfer selbst in seiner unendlichen Schönheit und Größe widerspiegeln. Sowohl die Natur als auch jeder Mensch ganz persönlich empfangen von dieser göttlichen Schöpfungsordnung her den Sinn ihres Lebens. Der schon in der Jugendzeit deutlich gewordene Glaube an die Größe und Güte der göttlichen Vorsehung begleitet Stensen auf den verschiedenen Stationen seines Lebensweges. So sieht er auch die Bitte des Großherzogs von Toskana, als Erzieher des Erbprinzen an den Hof nach Florenz zurückzukehren, als ein Signal des göttlichen Willens und reist nach zweijährigem Aufenthalt in Kopenhagen über Hannover und Amsterdam wiederum nach Italien zurück.

Wieweit sich Stensen nach seiner Rückkehr nach Florenz erneut naturwissenschaftlichen Fragen gewidmet hat, ist nicht bekannt. Jedenfalls wissen wir aus seinen eigenen Berichten, daß er sich immer stärker zur Theologie und kirchlichen Wissenschaft hingezogen fühlt. In das Jahr 1675 fällt die Entscheidung, um die Priesterweihe zu bitten. Stensen selbst schreibt dazu an Pater Athanasius Kircher SJ:

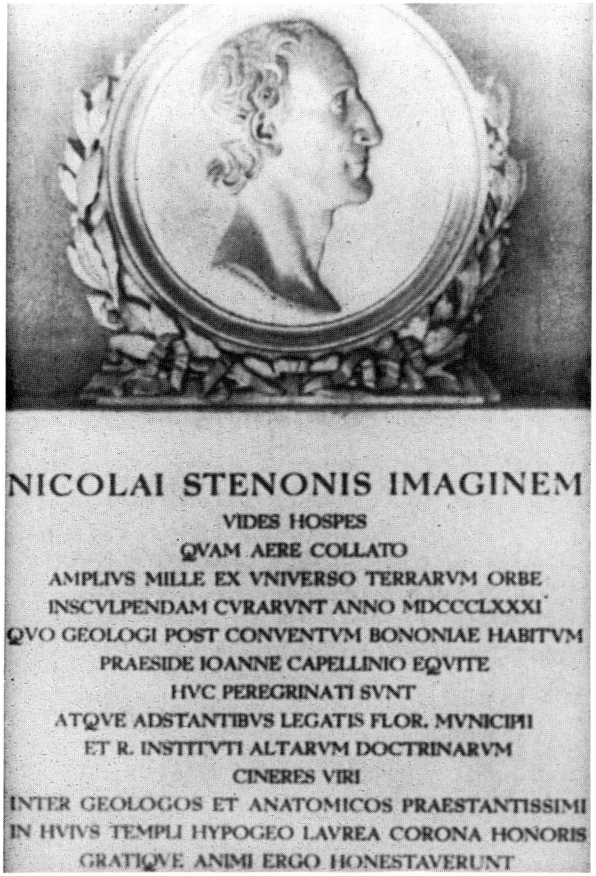
NICOLAI STENONIS IMAGINEM
VIDES HOSPES
QVAM AERE COLLATO
AMPLIVS MILLE EX VNIVERSO TERRARVM ORBE
INSCVLPENDAM CVRARVNT ANNO MDCCCLXXXI
QVO GEOLOGI POST CONVENTVM BONONIAE HABITVM
PRAESIDE IOANNE CAPELLINIO EQVITE
HVC PEREGRINATI SVNT
ATQVE ADSTANTIBVS LEGATIS FLOR. MVNICIPII
ET R. INSTITVTI ALTARVM DOCTRINARVM
CINERES VIRI
INTER GEOLOGOS ET ANATOMICOS PRAESTANTISSIMI
IN HVIVS TEMPLI HYPOGEO LAVREA CORONA HONORIS
GRATIQVE ANIMI ERGO HONESTAVERVNT

*1881 vom Geologenkongreß in Florenz angebrachte Gedenktafel für den seiner Zeit weit vorauseilenden Naturwissenschaftler Niels Stensen.*

»Wenn ich die Wohltaten Gottes gegen mich zu würdigen versuche, sind sie nach meiner Meinung so groß, daß ich nicht anders kann, als mit vollem Verlangen, soweit es meine Schwachheit gestattet, Gott das Beste auf die beste Weise zu schenken. In

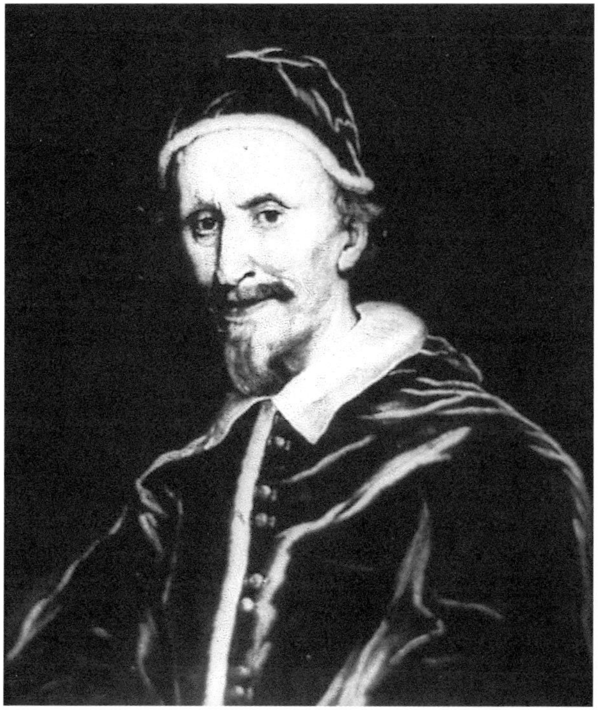

*Papst Innozenz XI. ernennt Stensen zum Titularbischof von Titiopolis und empfängt ihn am 13. September 1677, wenige Tage vor seiner Bischofsweihe, im Quirinalpalast.*

der Erkenntnis der priesterlichen Würde und weil dadurch täglich Danksagungen für Wohltaten, Bitten um Vergebung für die Sünden und anderes Gott sehr Wohlgefälliges am Altare Gottes vollzogen werden, habe ich darum gebeten und die Erlaubnis erhalten, für mich und andere das unbefleckte Opfer Gott dem ewigen Vater darzubringen« (Ep. I, 301).

Nach dem Empfang der Priesterweihe (wahrscheinlich am Karsamstag) feiert Niels Stensen am Ostersonntag 1675 vor dem Gnadenbild der Santissima Annunziata in Florenz seine erste heilige Messe. Neben seiner Aufgabe als Prinzenerzieher wirkt er in der Folgezeit vor allem als Beichtvater und Seelenführer. Allseits gerühmt werden seine tiefe Frömmigkeit und Ernsthaftigkeit, die verbunden sind mit großer Liebenswürdigkeit und Bescheidenheit gegenüber jedermann. So nimmt es nicht wunder, daß der zwei Jahre später erfolgende Ruf des Herzogs von Hannover, man möge ihm Stensen als Bischof und Apostolischen Vikar in die Nordischen Missionen senden, sowohl beim Kandidaten selbst als auch bei der Bevölkerung von Florenz mit heftigem Bedauern aufgenommen wird. Stensen ängstigt die Würde und Verantwortung des Bischofsamtes, und nur seine Glaubensüberzeugung, daß sich im Wunsch des Papstes der Wille Gottes Ausdruck verleiht, läßt ihn die schwierige Aufgabe akzeptieren. Auf das Wort der kirchlichen und staatlichen Autorität hin stellt er seine Bedenken zurück und schreibt am 1. Mai 1677 an Herzog Johann Friedrich von Hannover:

»Gott und dem Heil der Seelen zu dienen, ist mein einziges Verlangen und als den geeigneten Ort erkenne ich die Stelle bei Eurer Durchlaucht« (Ep. I, 324).

Am 19. September 1677 wird Stensen in Rom zum Bischof geweiht und begibt sich baldmöglichst nach Hannover, um dort die ihm übertragene Aufgabe gewissenhaft zu beginnen.

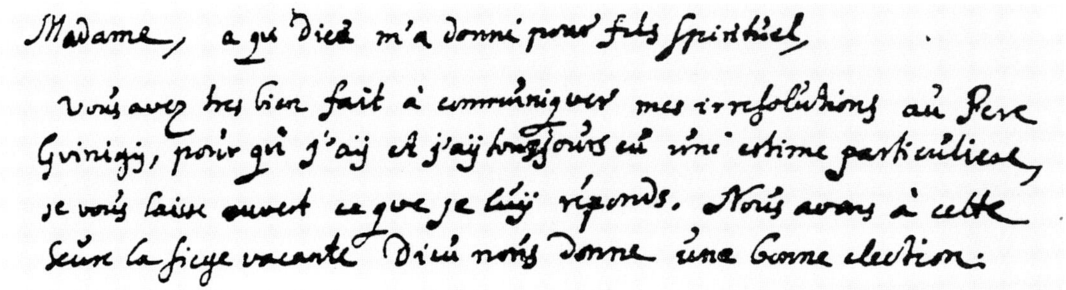

Madame, a qui Dieu m'a donné pour fils spirituel,

Vous avez tres bien fait à communiquer mes irresolutions au Pere Guinigi, pour qui j'aij et j'aij toujours eu une estime particuliere, je vous laisse ouvert ce que je luij reponds. Nous avons à cette heure le siege vacante Dieu nous donne une bonne election.

*Anfang eines Briefes, den Stensen aus Münster an Frau Lavinia Arnolfini in Florenz sandte (30. 7. 1683).*

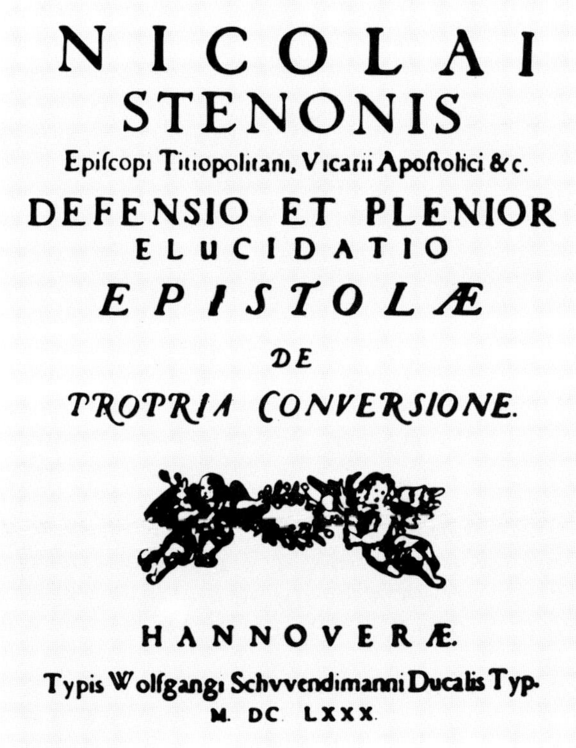

NICOLAI
STENONIS
Episcopi Titiopolitani, Vicarii Apostolici &c.
DEFENSIO ET PLENIOR
ELUCIDATIO
*EPISTOLÆ*
*DE*
*PROPRIA CONVERSIONE.*

HANNOVERÆ.
Typis Wolfgangi Schwendimanni Ducalis Typ.
M. DC. LXXX.

*Die 1680 veröffentlichte »Verteidigung und genauere Erklärung des Briefes über meine eigene Konversion«.*

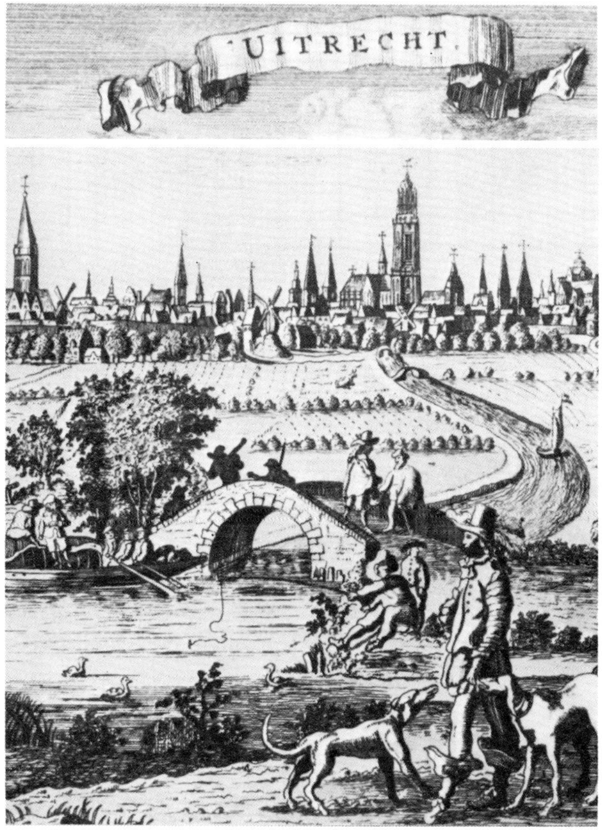

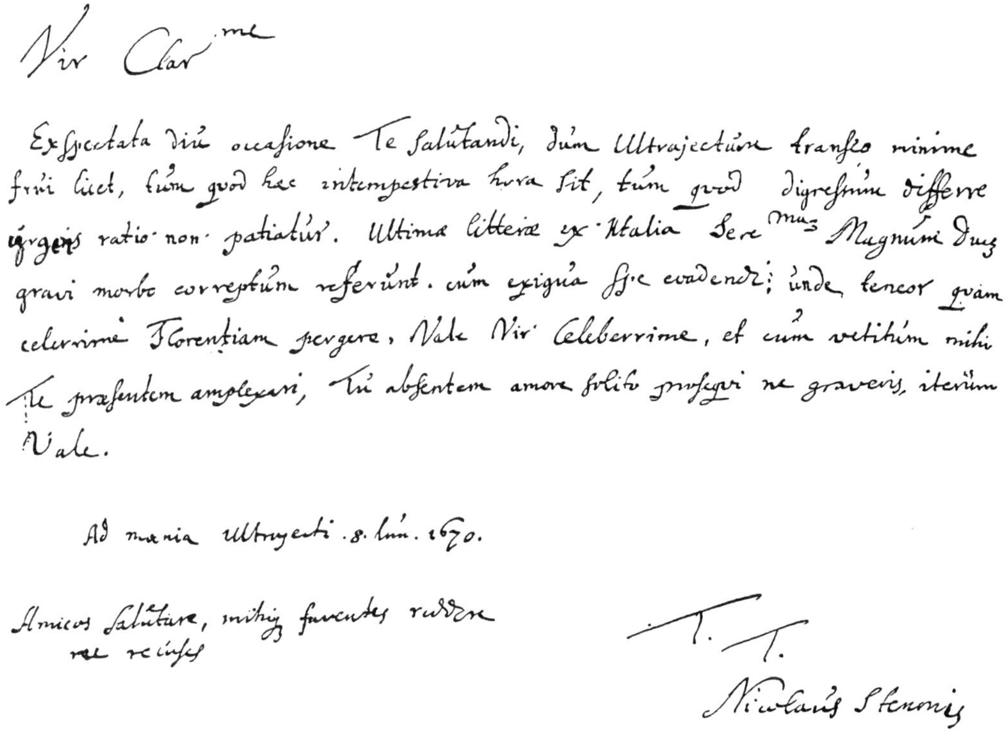
Vir Clar.me

Exspectata diu occasione Te salutandi, dum Ultrajectum transeo minime frui licet, tum quod haec intempestiva hora sit, tum quod digressum differre urgens ratio non patiatur. Ultimae litterae ex Italia Ser.mum Magnum Ducem gravi morbo correptum referunt, cum exigua spe evadendi; unde teneor quam celerrime Florentiam pergere. Vale Vir Celeberrime, et cum vetitum mihi Te praesentem amplecti, Tu absentem amore solito prosequi ne graveris, iterum Vale.

Ad moenia Ultrajecti. 8. Jun. 1670.

Amicos salutare, mihique faventes reddere ne recuses

T. T.

Nicolaus Stenonis

*Im Frühjahr 1670 besucht Stensen die Niederlande. Er kommt an Utrecht vorbei und möchte dort den berühmten Professor Johann Graevius, einen der bekanntesten klassischen Philologen des 17. Jahrhunderts besuchen. Er kann dieses Vorhaben aber nicht verwirklichen und schreibt deshalb den folgenden kurzen Brief:*

*Erlauchter Mann!*
*Die lang erwartete Gelegenheit, Dich bei einer Durchreise durch Utrecht zu begrüßen, kann ich nicht im geringsten ausnutzen, teils, weil die Stunde ungelegen ist, teils weil ein dringender Grund nicht gestattet, die Weiterreise aufzuschieben. Der letzte Brief aus Italien meldet, daß seine Durchlaucht, der Großherzog, von schwerer Krankheit ergriffen sei, mit nur geringer Hoffnung, aufzukommen. Deshalb bin ich gehalten, so schnell wie möglich nach Florenz zu eilen. Lebe wohl, hochberühmter Mann, und da es mir versagt ist, Dich persönlich zu umarmen, möge es Dir nicht lästig fallen, daß ich Dir aus der Ferne mit gewohnter Liebe folge. Nochmals, lebe wohl!*
*Vor den Mauern Utrechts, am 8. Juni 1670*
*Dein Niels Stensen*

*Grüße die Freunde und versäume nicht, sie mir geneigt zu machen.*

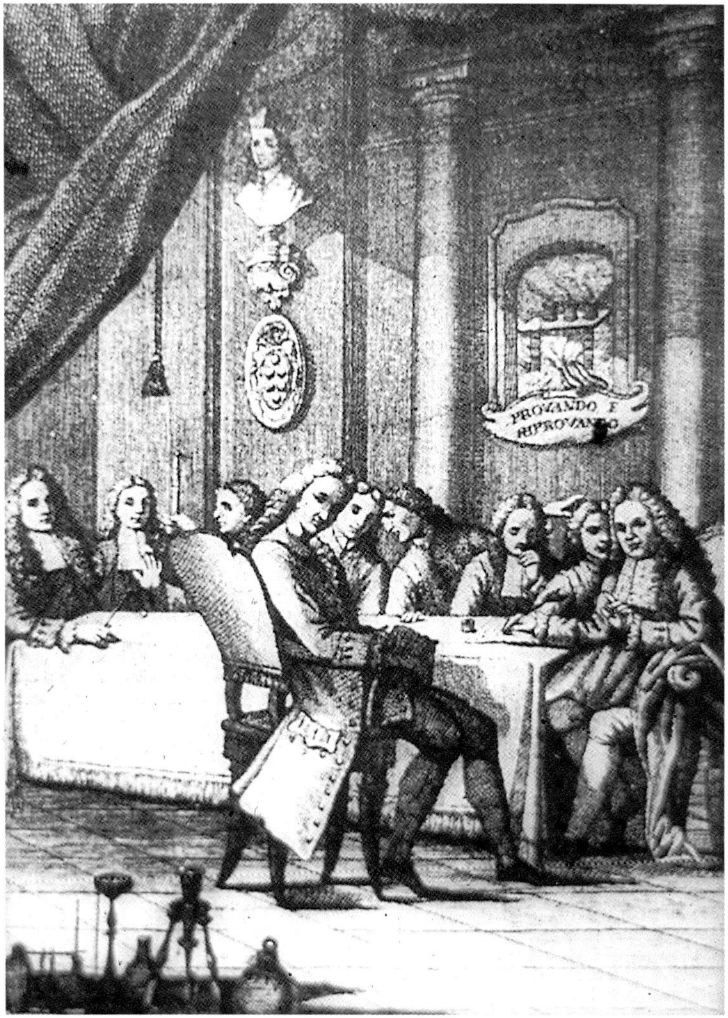


*Die berühmte »Accademia del Cimento« in Florenz, in der Stensen mit anderen hervorragenden Wissenschaftlern seiner Zeit disputierte. Unter dem Motto »Prüfen und immer wieder prüfen« wollte man vor allem die neu entstehenden Naturwissenschaften fördern.*

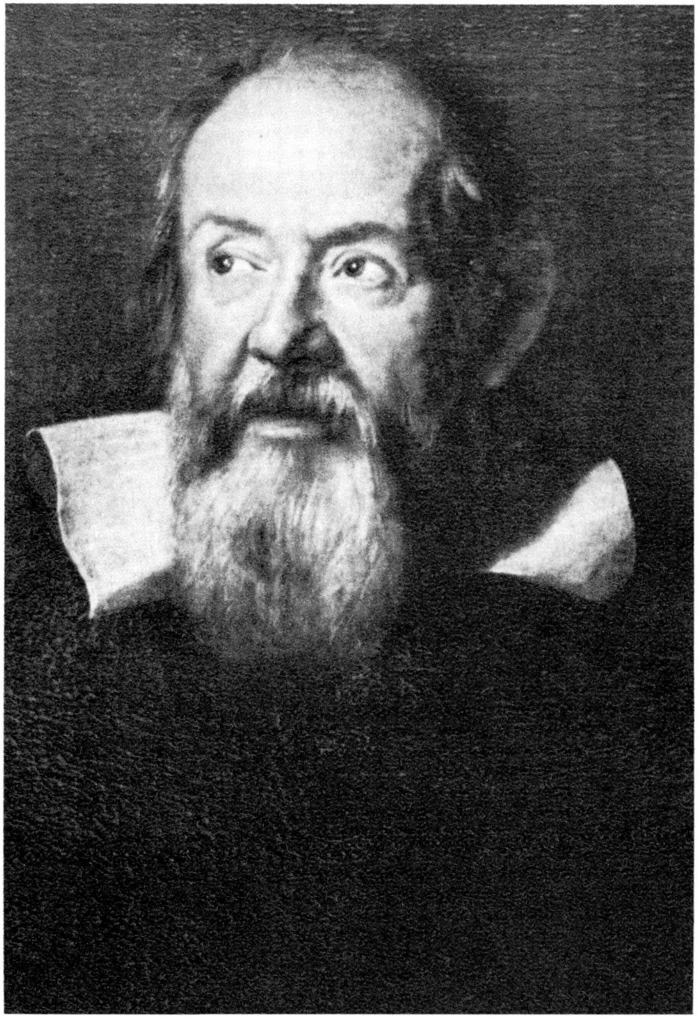

*Fast 25 Jahre vor Stensens Ankunft in Florenz war dort der Physiker Galileo Galilei (1564–1642) verstorben. Stensen bekannte sich zu dessen neuen wissenschaftlichen Methoden, und die »Akademie« versuchte, das Erbe des großen Naturwissenschaftlers weiterzuführen.*

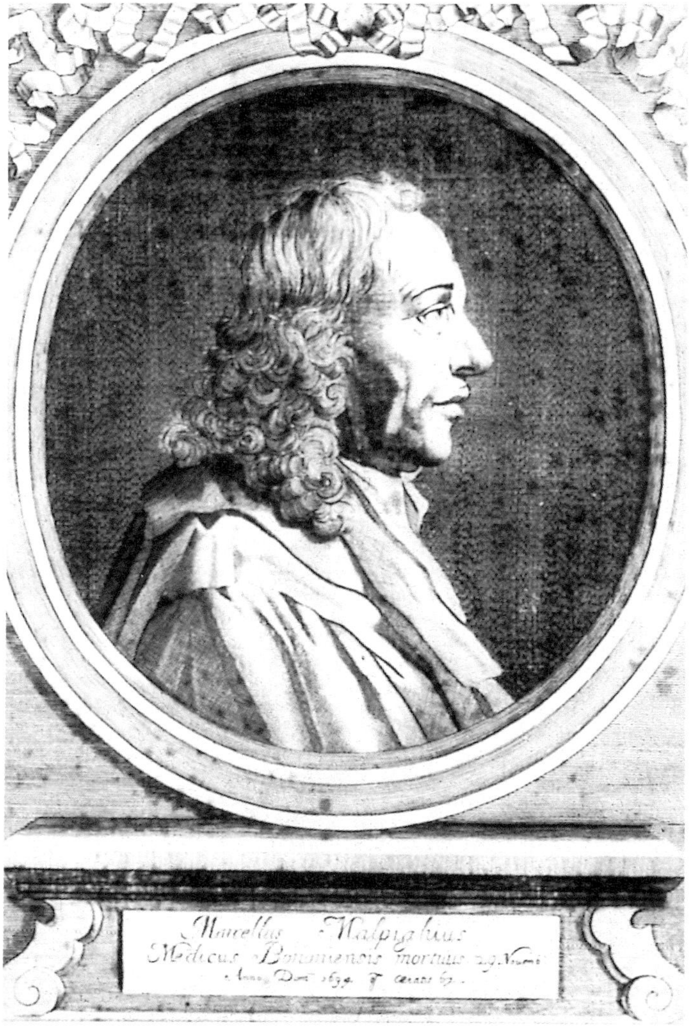


*Auch in Italien pflegte Stensen Kontakt zu namhaften Gelehrten seiner Zeit. Hier ein Bild des berühmten Arztes und Forschers Marcello Malpighi (1628–1694), Leibarzt des Papstes Innozenz XII.*

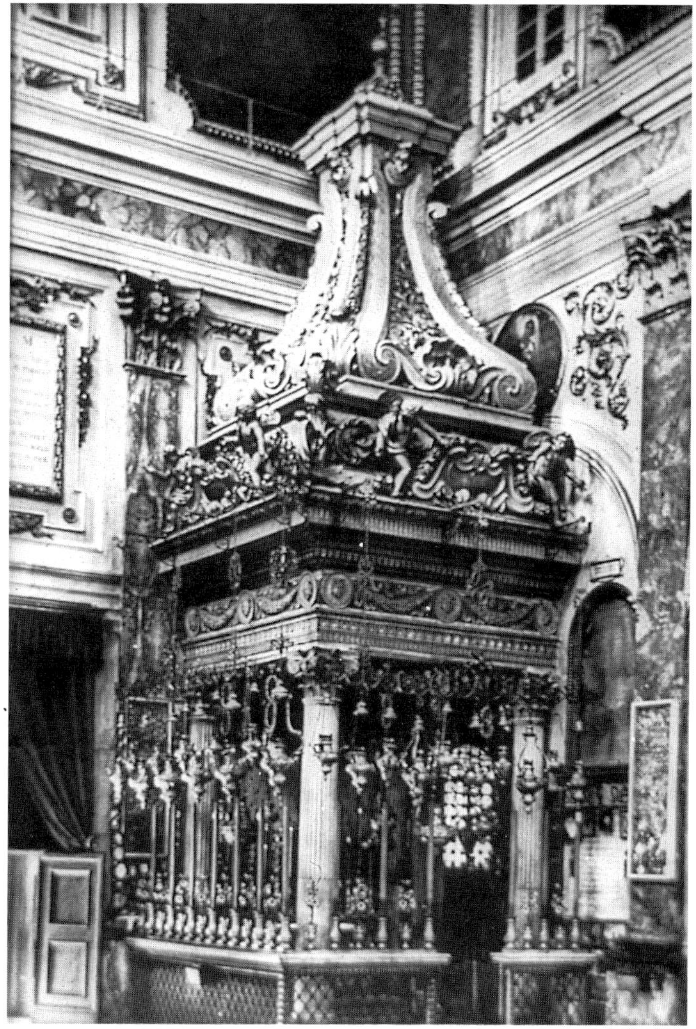

*In der reichgeschmückten Gnadenkapelle der Santissima Annunziata feierte Stensen am Ostersonntag 1675 seine erste heilige Messe. Auch sonst zog er sich häufig zum Gebet in dieses stille Heiligtum zurück.*

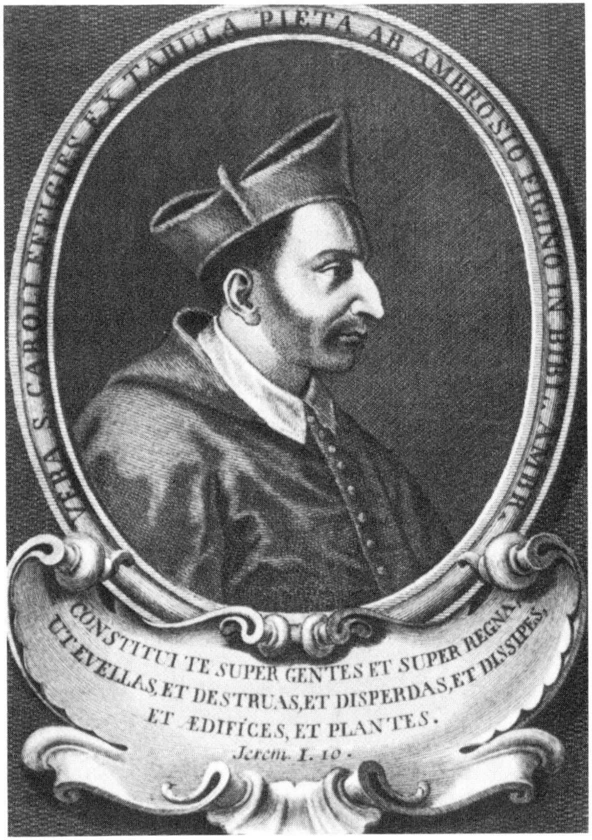
CONSTITUI TE SUPER GENTES ET SUPER REGNA,
UT EVELLAS, ET DESTRUAS, ET DISPERDAS, ET DISSIPES,
ET ÆDIFICES, ET PLANTES.
Jerem. I. 10.

*Der heilige Karl Borromäus (1538–1584) gehört zu den großen Reformbischöfen des 16. Jahrhunderts. Als Bischof der Diözese Mailand gelang es ihm, durch sein heiligmäßiges Leben und durch eifrige Seelsorgetätigkeit ein blühendes kirchliches Leben neu zu entfachen. Stensen nahm sich den heiligen Karl Borromäus als persönliches Vorbild. Schon kurz nach seiner Ankunft in Hannover bat er seinen Gönner, Großherzog Cosimo III. in Florenz, ihm die Schriften des großen Seelsorgers als Hilfe für das eigene Bemühen zur Verfügung zu stellen.*

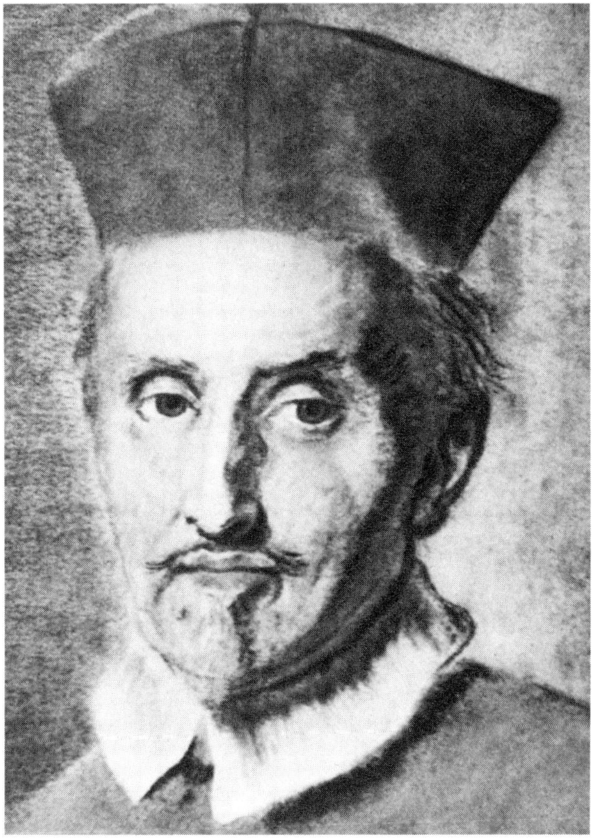

*Die Bischofsweihe empfing Niels Stensen am 19. September 1677 aus der Hand des Kardinals Gregorio Barbarigo, seit 1664 Bischof von Padua. Barbarigo kannte einige der in Florenz entstandenen wissenschaftlichen Werke Stensens und blieb diesem auch später freundschaftlich verbunden. Der Kardinal bemühte sich wie Karl Borromäus und später Stensen selbst um die geistliche Erneuerung seiner Diözese. Er starb 1697 im Rufe der Heiligkeit und wurde im Jahre 1723 seliggesprochen.*

## Hannover (1677–1680)

# *»Gott und dem Heil der Seelen zu dienen, ist mein einziges Verlangen.«*

Der Empfang für Bischof Stensen in Hannover ist überaus freundlich. Anfang Dezember 1677 schreibt er an Cosimo III. in Florenz:

»Ich befinde mich nun schon die fünfte Woche an meinem Platz im Vikariate, wo ich, wenn es mein Beruf wäre, Freundlichkeiten und Annehmlichkeiten zu genießen, keine Ursache hätte, mich zu beklagen, ja mich freuen könnte. Allein, wenn ich das Elend der Seelen, und zwar nicht bloß der nichtkatholischen, sondern auch der katholischen sehe, dann weiß ich nicht, wo ich anfangen soll, und fürchte, zusammen mit ihnen verloren zu gehen« (Ep. I, 369).

Schon dieser knappe Text läßt eine Vielzahl von Elementen anklingen, die für den Weg Stensens in Hannover typisch sind. Zunächst die hohen Erwartungen, die sich von seiten des Fürstenhofes an den weltberühmten Forscher und jetzigen Bischof Niels Stensen richteten. Denn Herzog Johann Friedrich, der in jungen Jahren in Italien zum katholischen Glauben konvertiert war, liebt geistreiche Unterhaltungen über Philosophie und Theologie. In seiner Residenzstadt Hannover lebt der Philosoph Gottfried Wilhelm Leibniz als Bibliothekar und Hofrat. Er ist ein Bewunderer der naturwissenschaftlichen Erfolge Stensens und nicht wenig enttäuscht, als er nun statt dem erwarteten kompromißbereiten Universalisten einem

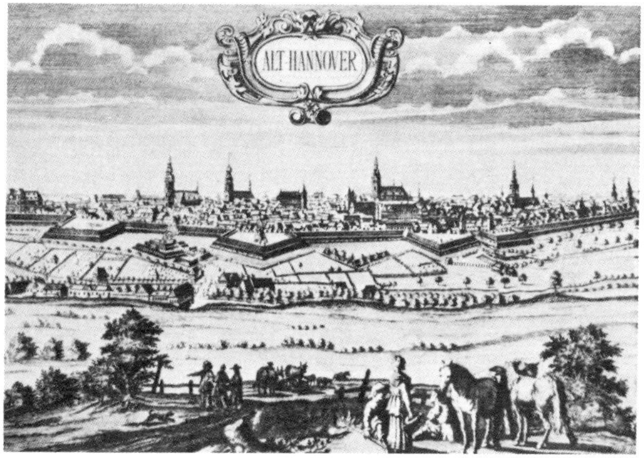


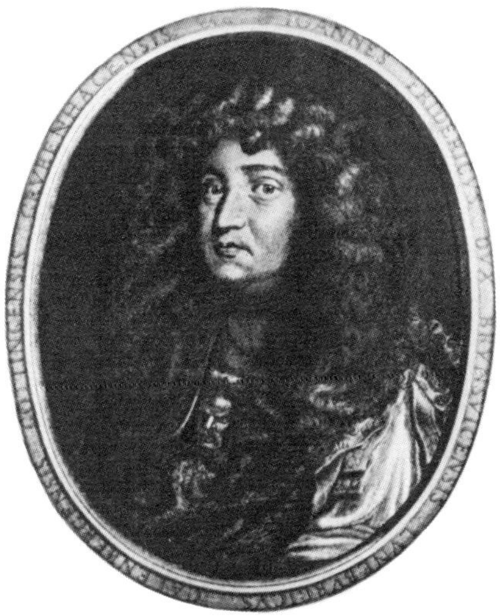

*Herzog Johann Friedrich von Braunschweig-Lüneburg (1625–1679) und seine Residenzstadt Hannover.*

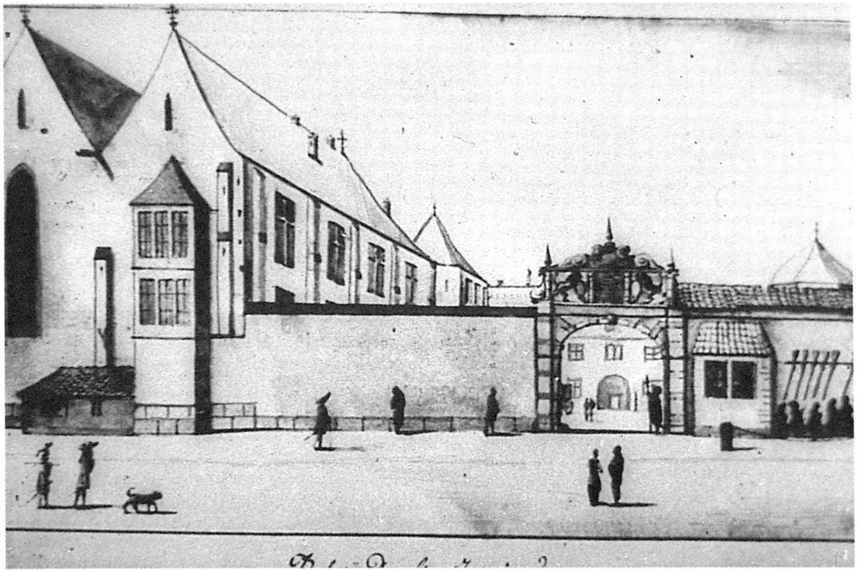

*Das Portal und die Kapelle des herzoglichen Schlosses in Hannover. Nicht weit davon lag das Konvikt der Kapuzinerpatres, bei denen Stensen zunächst Wohnung fand. Später stand ihm ein eigenes Haus zur Verfügung, wo er mit einem kleinen Kreis Vertrauter (meist Konvertiten) einen klösterlichen Haushalt führte.*

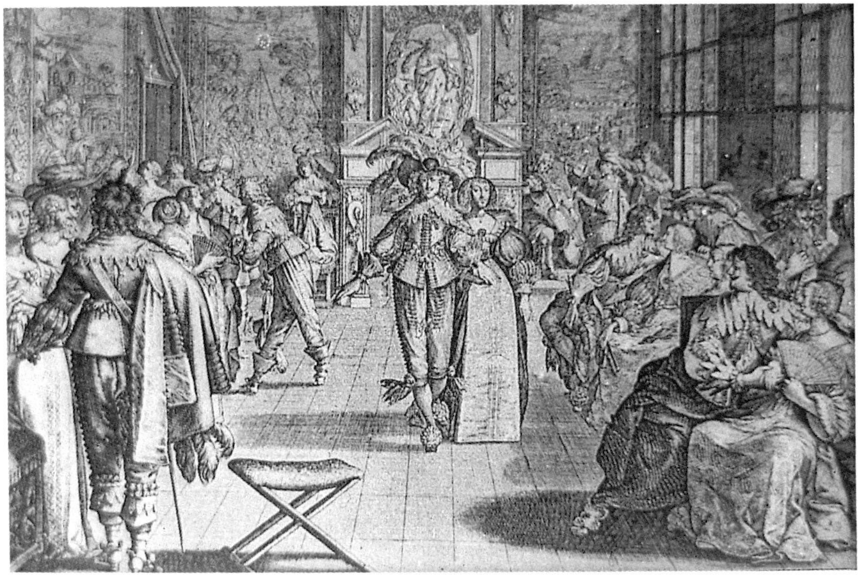

*Ganz im Gegensatz zu Stensens schlichtem Lebensstil stand das Gesellschaftsleben am Hof, auf das auch in Hannover großer Wert gelegt wurde. Hier die zeitgenössische Darstellung eines höfischen Tanzfestes.*

überzeugungsstarken katholischen Theologen begegnet. Denn bei aller Freundlichkeit und Liebenswürdigkeit, mit der Stensen die ihm entgegengebrachte Offenheit beantwortet, erweist er sich doch als kompromißlos in der Vertretung der katholischen Sache. Das gilt sowohl für offizielle Religionsgespräche als auch für seine Position gegenüber den einzelnen Gläubigen.

Stensen selbst ist nicht erst seit seiner Bischofsweihe ganz von der Sorge um das ewige Seelenheil bestimmt. Immer wieder drückt er in seinen Briefen die Angst aus, daß er selbst und die ihm anvertrauten Gläubigen des ewigen Heiles verlustig gehen könnten. Noch deutlicher als an Großherzog Cosimo schreibt er in einem späteren Brief an seine Gönnerin Lavinia Arnolfini in Florenz:

»Sehen Sie bitte, ob meine Befürchtungen nicht nur zu berechtigt sind, besonders, wenn ich an jene schrecklichen Aussagen einer Heiligen denke, daß Gott der Sünde wegen die Welt von verworfenen Prälaten regieren lasse. Und bei allen Fehlern, die ich an mir erkenne, bei allem Mangel an Seelenführern, bei aller Gefahr im Elend der armseligen Welt, verbringe ich mein Leben sozusagen ohne Sorge, ohne Tränen, d.h. wie ein Toter, der nichts fühlt« (Ep. II, 723).

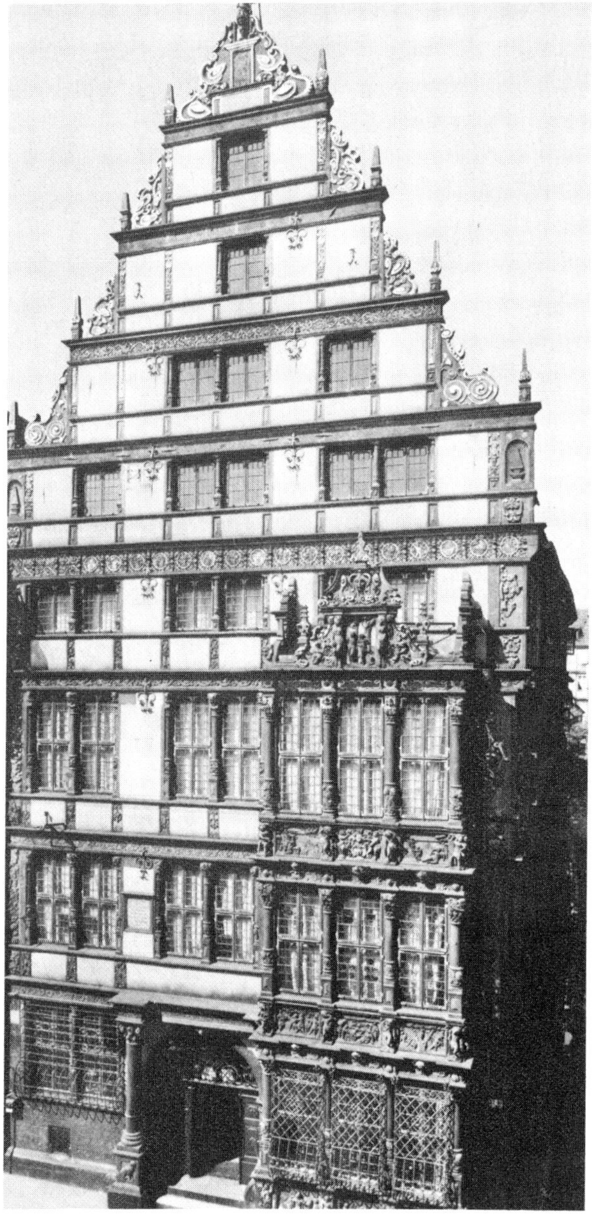

*Das Haus des Hofbibliothekars und Universalgelehrten Gottfried Wilhelm Leibniz (1646–1716) in Hannover. Dieser schätzte vor allem Stensens naturwissenschaftliche Leistungen und führte mit ihm verschiedene religionsphilosophische Gespräche.*

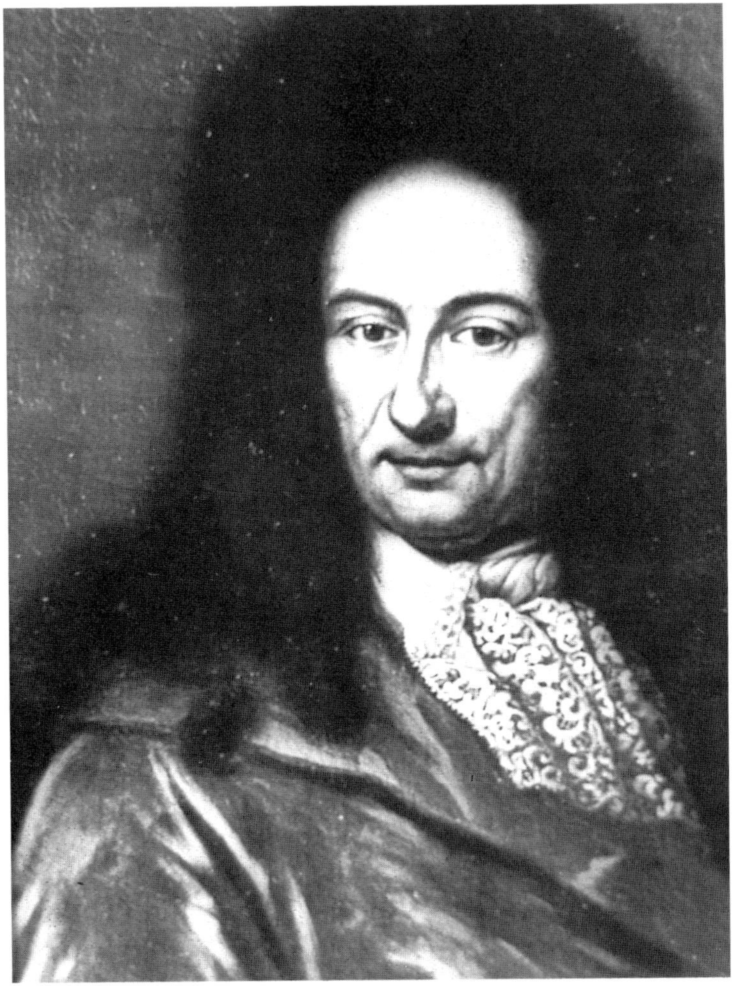

*Leibniz werden recht unterschiedliche Aussagen über Stensen zugeschrieben. So z. B.: »Unglücklicherweise ist aus dem großen Philosophen ein mittelmäßiger Theologe geworden«, und: »Ich liebe ihn, denn ich glaube, in ihm einen von wahrer Nächstenliebe beseelten Eifer zu erkennen.«*

Ähnlich wie später in Münster, Hamburg und Schwerin lebt Niels Stensen schon in Hannover wie ein Fremdling inmitten einer auf äußeren Glanz und höfische Pracht bedachten Welt. Er spürt die Diskrepanz zwischen dem Anspruch des Evangeliums und der verweltlichten Lebensweise einer nur dem Namen nach christlichen Gesellschaft. Aber Stensen spürt gleichzeitig die eigene Unzulänglichkeit und Schwäche. Jede Verflachung und Schlappheit im geistlichen Leben bereiten dem konsequenten Asketen innere Seelenqual. Hier zeigt sich sozusagen die Kehrseite des intensiven Strebens nach Vollkommenheit: das ständige Zurückbleiben hinter dem hochgesteckten Ziel angesichts der nicht zu überwindenden eigenen und fremden Unvollkommenheit.

Schließlich ist den Berichten Niels Stensens aus Hannover zu entnehmen, daß die Voraussetzungen einer geordneten Seelsorge in der damaligen Situation außerordentlich schwierig waren. Die Stammbevölkerung des Herzogtums war evangelisch, und die protestantischen Prediger achteten sehr sorgfältig auf ihre Rechte und Privilegien. Nur einige zugezogene Kaufleute, Künstler, Hofbedienstete und Soldaten wollten auch in der Fremde nach ihrem katholischen Bekenntnis leben. Sie wurden in Hannover und in anderen, zum Amtsbereich Stensens zählenden Residenzstädten von Ordensleuten betreut, die zu dem für sie zuständigen Bischof nicht immer ein ungetrübtes Verhältnis hatten. Auch innerhalb der kleinen Gemeinden gab es vielerlei Mißhelligkeiten, Querelen und Ärger, die zu schlichten sich Stensen mit bewundernswerter Liebenswürdigkeit bemühte. Immer neu erweist sich der Bischof als Seelsorger, der die ihm anvertrauten Seelen mit Klarheit und Kraft auf den Weg des Heiles zu führen versuchte.

Die Zeit Stensens in Hannover geht relativ rasch zu Ende. Im Dezember 1679 stirbt der katholische Herzog, ohne einen männlichen Erben zu hinterlassen. Sein protestantischer Bruder übernimmt die Herrschaft und ist an einem bischöflichen Vikar mit Sitz in Hannover nicht mehr interessiert. Es trifft sich gut, daß der in Paderborn residierende Fürstbischof Ferdinand von Fürstenberg einen tüchtigen und frommen Weihbischof für die Diözese Münster sucht. Rom bestätigt den Wunsch und ernennt Stensen zum Weihbischof in Münster.

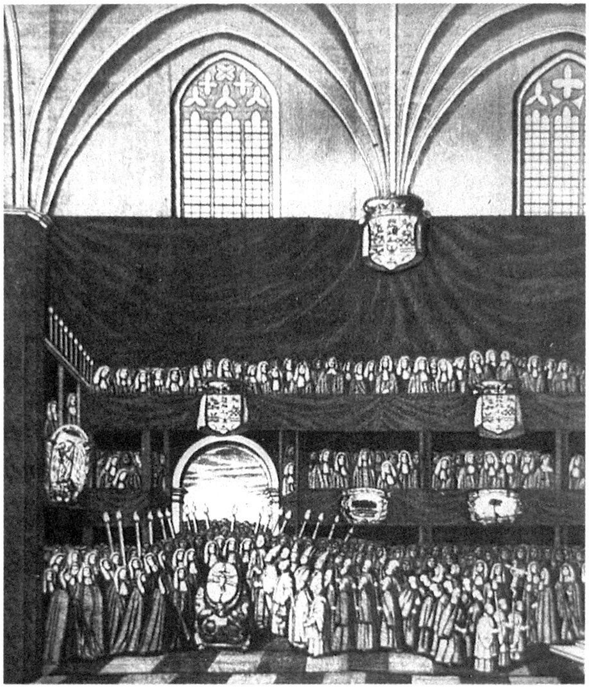

*Nach dem plötzlichen Tod des Herzogs Johann Friedrich finden Anfang 1680 im Beisein Niels Stensens die Begräbnisfeierlichkeiten in Hannover-Herrenhausen statt.*

---

**Gebet um die Einheit der Christen**

Allmächtiger und barmherziger Gott!
Wir bitten dich von Herzen, / laß alle Menschen auf dein heiliges Wort hören / und es allein nach des Heiligen Geistes Auslegung verstehen.
Dann würden wir alle bald wieder eine Seele, / ein Herz, eine Herde, ein Weinstock, / ein Leib, / eine einzige, allgemeine, heilige Kirche Christi.
Diese Gnade schenke Du uns, / allheiliger, dreieiniger Gott, / um der Verdienste Jesu Christi willen / durch die Fürbitte der allerseligsten Jungfrau Maria / und aller wahren Freunde Gottes im Himmel und auf Erden. / Amen.

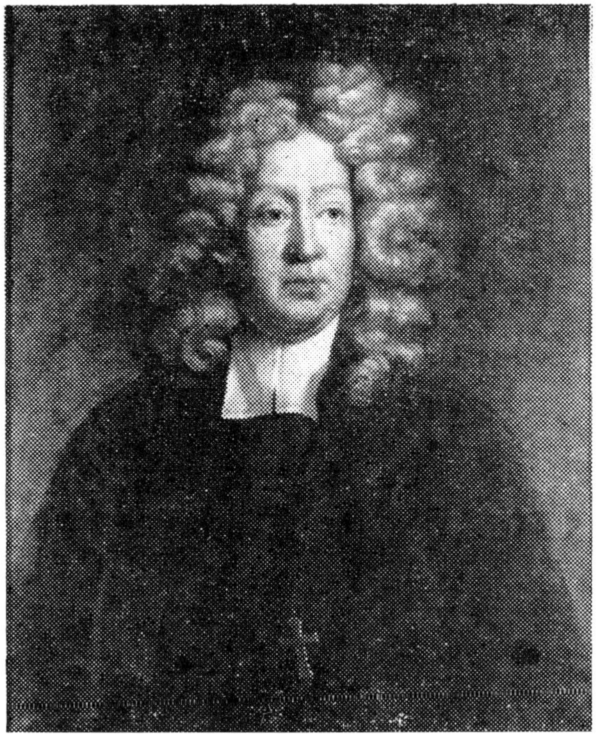

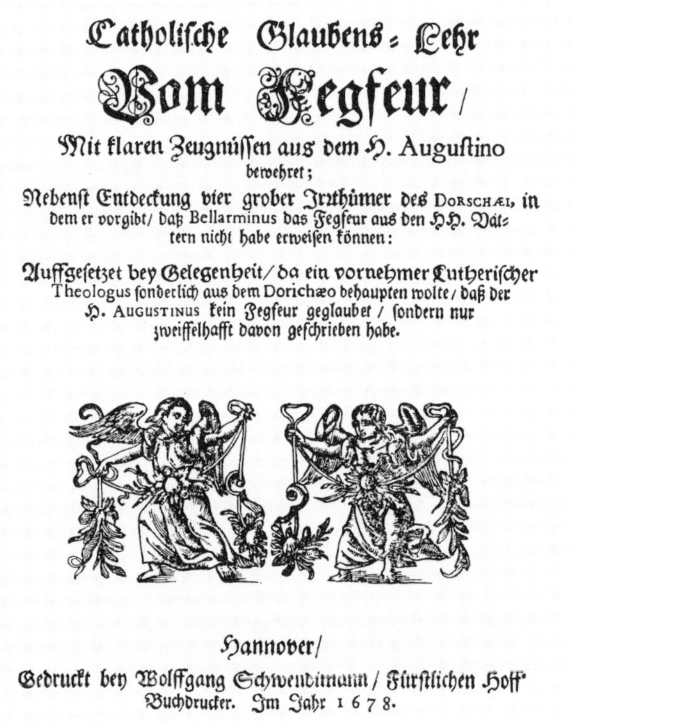

Catholische Glaubens-Lehr

Vom Fegfeur/

Mit klaren Zeugnüssen aus dem H. Augustino
bewehret;

Nebenst Entdeckung vier grober Irthümer des DORSCHÆI, in
dem er vorgibt/ daß Bellarminus das Fegfeur aus den HH. Vä-
tern nicht habe erweisen können:

Auffgesetzet bey Gelegenheit/ da ein vornehmer Lutherischer
Theologus sonderlich aus dem Dorichæo behaupten wolte/ daß der
H. AUGUSTINUS kein Fegfeur geglaubet / sondern nur
zweiffelhafft davon geschrieben habe.

Hannover/

Gedruckt bey Wolffgang Schwendimann / Fürstlichen Hoff-
Buchdrucker. Im Jahr 1678.

*Die Stensen zugeschriebene anonyme Schrift »Vom Fegfeuer« geht auf eine Disputation mit dem lutherischen Theologen Gerad Wolter Molanus (1633–1722) zurück. Molanus war Konsistorialdirektor in Hannover und seit 1677 Abt von Loccum. Neben den Gesprächen mit Molanus und Leibniz, die sich in verschiedenen Veröffentlichungen der Beteiligten niedergeschlagen haben, fanden im Februar und April 1680 drei offizielle Glaubensgespräche statt, an denen auf katholischer Seite Bischof Niels Stensen und der Jesuit Caspar Sevenstern teilnahmen. Es ging um verschiedene kontroverstheologische Fragen (die Rolle der Tradition; Transsubstantiation und Abendmahlslehre; die Unfehlbarkeit des Papstes). Die Ergebnisse scheinen nicht sehr ermutigend gewesen zu sein, denn Stensen bezeichnet die Gespräche in einem Bericht an den Nuntius in Köln als unbefriedigend und nicht wiederholenswert.*

## Münster (1680–1683)

# *»... daß man jede Seele zur Vollkommenheit erhebe ...«*

Um die kirchliche Lage im Bistum Münster stand es zu jener Zeit nicht besonders gut. Präzise und klar, wie bei seinen naturwissenschaftlichen Entdeckungen, analysiert Stensen die Schwäche der vorgefundenen Situation: Lange Jahre haben fast keine Visitationen und Firmungen stattgefunden; in der Kathedrale findet sich kaum einer der Domkapitulare zum Chordienst ein, während sie an St. Martini und Jakobi vollständig anwesend sind, weil dann die Einkünfte zur Auszahlung gelangen; bei der Berufung des Klerus spielen Geld, Gunst und Macht eine größere Rolle als die theologische und spirituelle Qualifikation des Kandidaten. In verschiedenen Berichten an die römische Kurie und an die Freunde in Florenz schildert Stensen die zu erwartenden Folgen:

»Ich fürchte, daß schließlich auch diese Länder für die Kirche verloren gehen, in eine solche Verwahrlosung sind sie geraten. Ich sehe kein Hilfsmittel, wenn Gott uns nicht einen eifrigen und wirksamen Diözesanbischof sendet. Oh, wären doch die kirchlichen Einkünfte ärmer, wieviel mehr Seelen würden gerettet werden und wieviel weniger Sünden würden geschehen. Wie wenige gibt es, die sich des Kirchengutes so bedienen, daß sie Gott mit Freude darüber Rechenschaft ablegen können« (Ep. II, 487).

Stensen selbst gehört sicher zu diesen wenigen, denn er versucht ganz bewußt, dem Beispiel der Anspruchslosigkeit der großen Heiligen zu folgen. Sein Begleiter in den letzten Lebensjahren, der livländische Edelmann Johann von Rosen, schreibt in seinen Erinnerungen an die Zeit mit Stensen in Münster:

»Nach seiner Ankunft in Münster lebte er noch strenger. Er fastete Montag, Mittwoch, Freitag und Samstag bis abends, und sein Abendessen bestand an diesen Tagen aus trockenem Brot und Bier. Wenn er den einen oder anderen wichtigen Entschluß zu fassen hatte, bereitete er sich an drei aufeinander folgenden Tagen durch Fasten darauf vor und ließ heimlich die Fleischgerichte, die er an diesen Tagen haben sollte, durch seinen Almosenverteiler an die Armen verteilen.
Die Visitationsreisen in seinem Bistum machte er zu Fuß, indem er gewöhnlich sieben deutsche Meilen (ca. 50 km) am Tage ging. Alles, was er auftreiben konnte, gab er den Armen, und als er nichts mehr zu geben hatte, verkaufte er seinen wertvollen Bischofsring und seinen Bischofsstab, um ihnen zu helfen« (Ep. II, 977).

Dieselbe Konsequenz des Lebensstils, um die er sich selbst bemühte, erwartet Stensen auch von anderen, besonders von den Seelsorgern. Er verfaßt für die Priester des Bistums Münster die bis heute lesenswerte pastorale Handreichung »Hirtenpflicht« (Parochorum hoc age) mit dem bezeichnenden Untertitel: »Eine klare

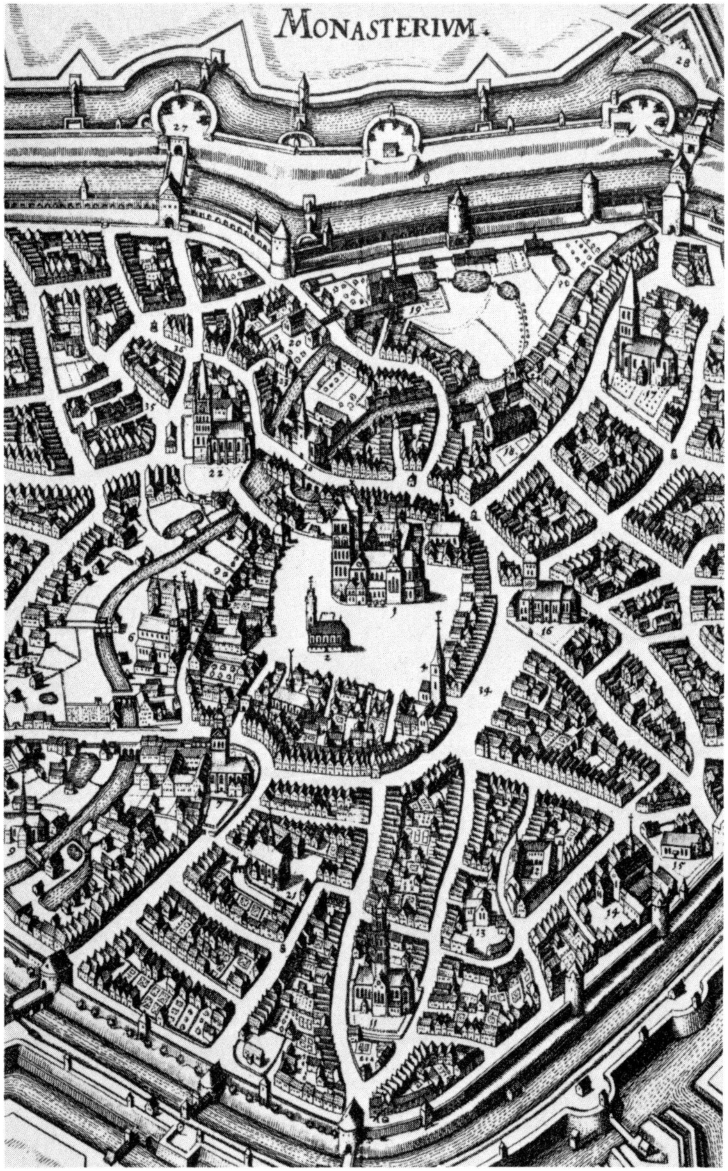


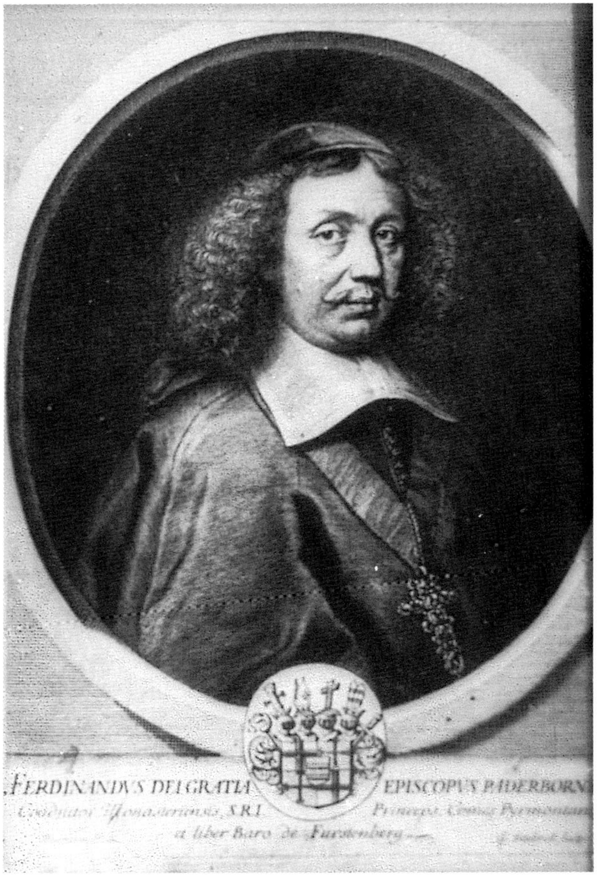


*Ferdinand von Fürstenberg (1626–1683), Fürstbischof von Paderborn und Münster, auf dessen Wunsch Stensen 1680 zum Weihbischof von Münster ernannt wird.*

◁ *Ausschnitt einer Darstellung der westfälischen Landeshauptstadt Münster aus dem Jahre 1648. Die Stadt hatte damals etwa 10000 Einwohner.*

Darstellung, daß der Seelenhirt, unter Hintansetzung aller anderen Anliegen, auf seine Vollkommenheit bedacht sein muß, will er die ihm anvertrauten Seelen zum Stande des ewigen Heiles, das Christus ihnen bereitet hat, führen«.

Das Streben des Seelsorgers nach Vollkommenheit ist also nicht Selbstzweck, sondern steht im Dienste der Heilssorge für die Menschen, welche der Kirche seit ihrer Gründung aufgetragen ist:

»Verlangt doch das Wort Gottes und die vom Glauben erleuchtete Vernunft ganz klar, daß man jede Seele zu jenem Stand der Vollkommenheit erhebe, die ihrem Beruf und ihren Talenten entspricht. Es ist dies der Stand, den die Barmherzigkeit der allerheiligsten Dreifaltigkeit ihr von Ewigkeit vorherbestimmt und die Menschheit des Erlösers ihr am Kreuze verdient hat. Diese Ursachen können nichts Alltägliches, nichts Mittelmäßiges hervorbringen« (Op. theol. II, 16).

Aber Stensen gibt nicht nur kluge Ratschläge; er befolgt auch selbst, was er anderen empfiehlt. Von seiner ärmlichen Lebensweise war schon im Bericht Johann von Rosens die Rede. Eine weitere Veranschaulichung seiner Worte ist der Verzicht auf das Amt des Dechanten am Kollegiatskapitel von St. Ludgeri, das ihm der Fürstbischof zur materiellen Absicherung überlassen hatte. Stensen merkt, daß er den Verpflichtungen dieses Amtes nicht genügend nachkommen kann, und bittet schon nach einem Jahr um Entpflichtung. Über die Re-

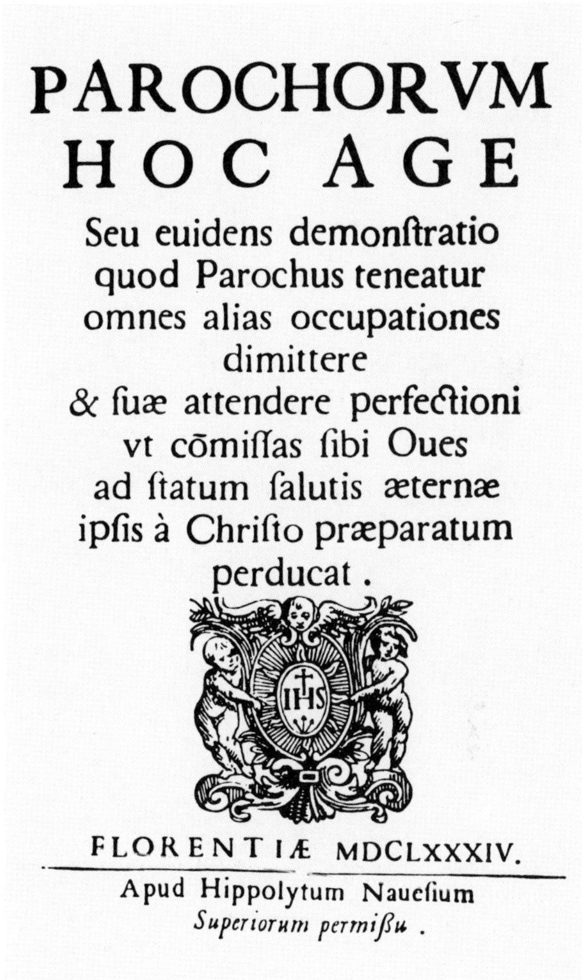
PAROCHORVM
HOC AGE
Seu euidens demonſtratio
quod Parochus teneatur
omnes alias occupationes
dimittere
& ſuæ attendere perfectioni
vt cõmiſſas ſibi Oues
ad ſtatum ſalutis æternæ
ipſis à Chriſto præparatum
perducat.



FLORENTIÆ MDCLXXXIV.
Apud Hippolytum Naueſium
*Superiorum permiſſu.*

*Titelblatt der Pastoralschrift »Parochorum hoc age«, die Stensen für die Pfarrer seines Seelsorgebezirks Münster verfaßte und mit Unterstützung des Großherzogs 1684 in Florenz drucken ließ.*

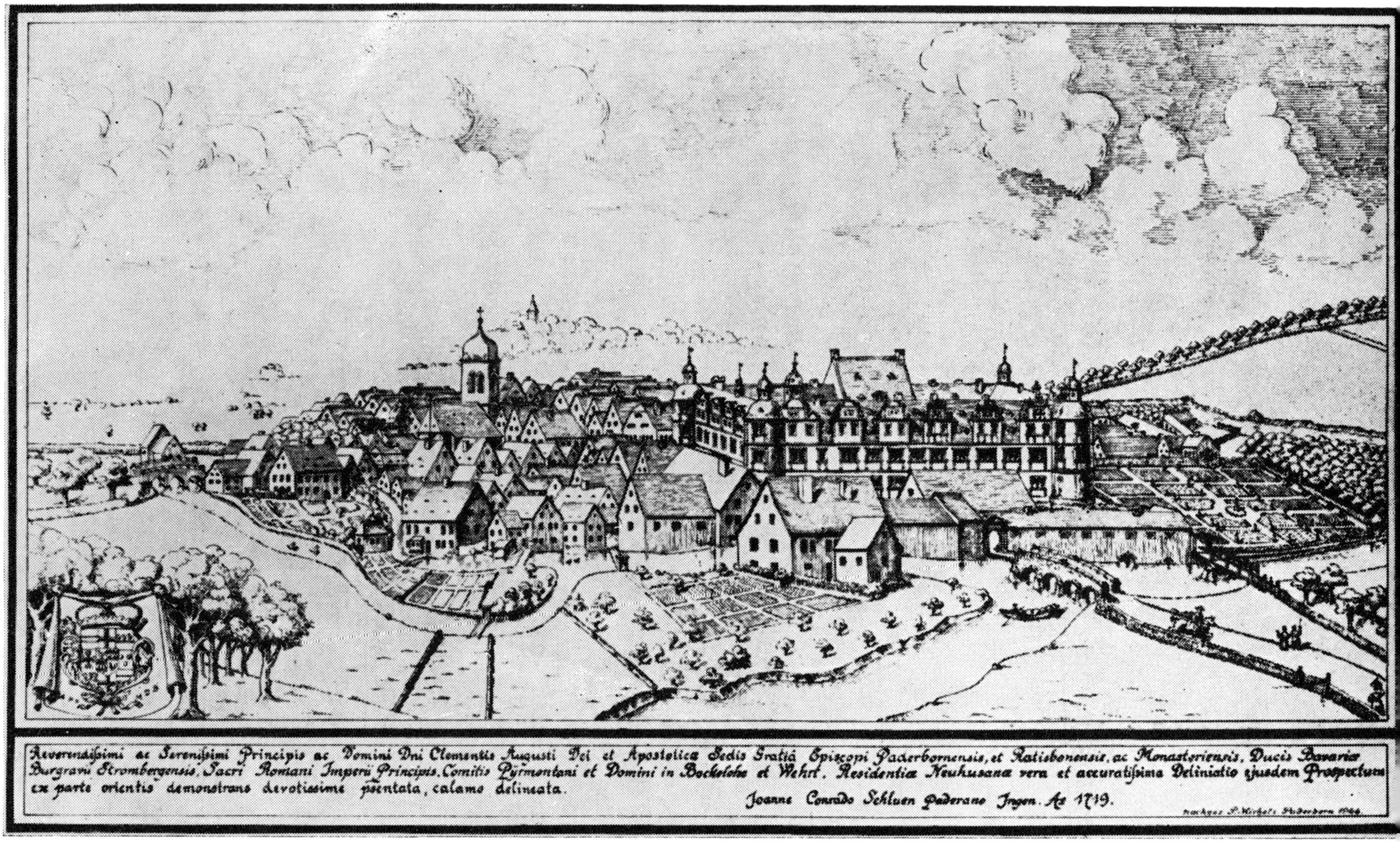


*Zeitgenössische Darstellung (Zeichnung von Johann Conrad Schlaun, 1719) der im 16. Jahrhundert erbauten bischöflichen Residenz »Schloß Neuhaus« bei Paderborn. Hier machte Stensen Station, bevor er 1680 von Hannover kommend als Weihbischof nach Münster ging. Auch später hat er hier des öfteren seinen Bischof Ferdinand von Fürstenberg besucht. Diesem tatkräftigen Mann lag viel an der seelsorglichen Erneuerung der ihm anvertrauten Bistümer Paderborn und Münster. Er war auch sehr freigiebig und hatte neben den Anliegen der eigenen Bistümer stets die Sorgen der nordischen Diasporagebiete im Blick.*

aktionen auf diesen Verzicht schreibt er an Cosimo III.:

»Man findet es hier merkwürdig, wenn jemand, um seine Seele zu retten, nicht mit Verpflichtungen belastet bleiben will, die er nicht erfüllen kann. Die Diözese ist so ausgedehnt, daß ich nicht einmal der Aufgabe als Weihbischof gerecht werden kann und das Dechanat umfaßt ungefähr zweitausend Seelen, außerdem ein Kollegium von Kanonikern und ein Jungfrauenkloster, für das nicht einmal die Wachsamkeit eines Menschen genügt« (Ep. II, 498).

Es mag dahingestellt bleiben, wieweit ein Bischof verpflichtet ist, die Jungfrauenklöster zu überwachen. Stensen jedenfalls möchte die ihm anvertrauten Seelsorgeaufgaben treu und vollkommen erfüllen, und er ist zu jedem Verzicht bereit, wenn es um das Heil der ihm anvertrauten Seelen geht. Andererseits entspricht das Auftreten dieses Weihbischofs so gar nicht den Erwartungen, die man in der Zeit des fürstbischöflichen Absolutismus an einen derartigen Amtsträger stellt. Als typische Reaktion schreibt sein geistlicher Berater, Pater Sterck SJ aus Hannover:

»Wenn es mir erlaubt ist, meine Meinung darzulegen, so würde ich, wenn Sie gestatten, meinen, daß Sie in bezug auf die Kleidung etwas unter die bischöfliche Würde und das Dekorum gehen. Ich fürchte, daß wir den Gegnern Anlaß zu Verleumdungen geben. Eine Sitte und Lebensführung, die bereits durch viele Jahrhunderte in ganz Deutschland eingebürgert ist, gleich zu verdammen, scheint mir hart und schwer. Zweifellos ist vieles aufgekommen, was man nicht billigen, aber auch nicht

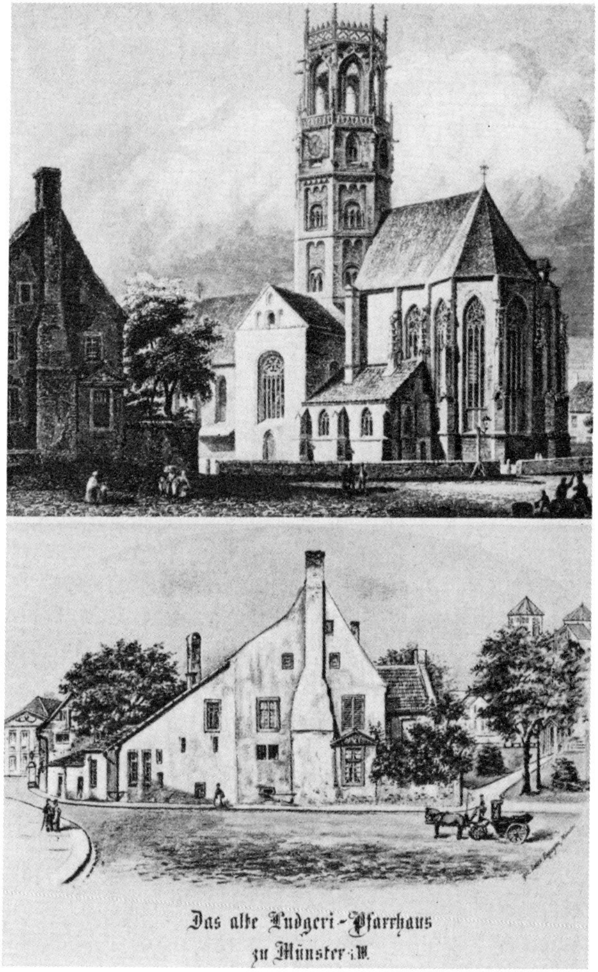


*Ferdinand von Fürstenberg hatte Stensen das Dechanat von St. Ludgeri übertragen, um seinen Weihbischof materiell sicherzustellen. Auch im Pfarrhaus von St. Ludgeri lebte Stensen sehr bescheiden und hatte stets eine helfende Hand für die Armen.*

plötzlich bessern kann. Man muß da mit der Zeit und Gelegenheit rechnen; nach und nach läßt sich vieles machen, es ist nicht so leicht, von einem Extrem ins andere überzugehen. Es wäre zu wünschen, daß alles das Höchste und Vollkommenste sei. Aber wenn man gemäßigt vorangeht, muß man hoffen, daß das, was an Intensität fehlt, durch die Ausdehnung aufgewogen wird, und was durch Unvollkommenheit beeinträchtigt wird, durch die Zahl ergänzt und vermehrt werde. Auch zu den Mittelmäßigen zu gehören, ist lobenswert« (Ep. II, 511 f).

Zweifellos empfinden die meisten seiner Zeitgenossen Stensen als extrem. Er selbst aber hört nicht auf zu mahnen:

»Was anderes kann die Folge von so großen und zahllosen materiellen Dingen oder sozusagen Äußerlichkeiten sein, als daß die Seele, ohne auf ihr eigenes Heil zu achten, immer bei äußerlichen Dingen verweilen muß, und was anderes kann die Folge sein, als die Gefahr ewiger Verdammnis?« (Ep. II, 518).

Stensens Mahnungen aber fruchten wenig. Die nicht sehr ermutigende Reaktion Pater Stercks auf die Reformversuche Stensens muß noch als sehr gemäßigt gelten. Andere Betroffene reagieren stärker. Besonders das Domkapitel fühlt sich von den strengen und harten Worten Stensens ungerecht beurteilt und versucht, seine Wirksamkeit im Bistum abzuschwächen. Auch manche der Pfarrer, denen Stensen bei seinen Visitationen Fehler und Versäumnisse in der Seelsorge nachweisen konnte, sehen ihren gewohnten Lebensstil angegriffen und opponieren gegen den unbequemen Weihbischof. Aber die Zähigkeit seines Charakters läßt Stensen nicht aufgeben, zumal Ferdinand von Fürstenberg das Bemühen seines reformfreudigen Weihbischofs fast ausnahmslos unterstützt.

Zum Eklat kommt es erst, als der Fürstbischof 1683 stirbt und das Domkapitel den von Stensen wegen seiner großzügigen Visitationspraxis häufig kritisierten Generalvikar Rotger von Torck zum Kapitelsvikar wählt. Dieser verfügt sofort, daß der kritische Weihbischof sich auf seine bischöflichen Pontifikalhandlungen (Gottesdienste) zu beschränken habe. Aber gerade auf diesem Feld kommt es zum entscheidenden Problem. Die Wahl des neuen Bischofs Maximilian Heinrich von Bayern war nur durch Geld und massive Versprechungen zustande gekommen. Der Erwählte hat schon die Bistümer Köln, Lüttich, Hildesheim und Osnabrück zu verwalten. Stensen sieht daher alle seine Bemühungen um einen guten Seelsorgerbischof hintergangen. Konsequent weigert er sich, der Einladung des Kapitels zum Heilig-Geist-Amt vor dem offiziellen Wahlakt zu folgen und verläßt am 1. September die Stadt Münster in Richtung Hamburg.

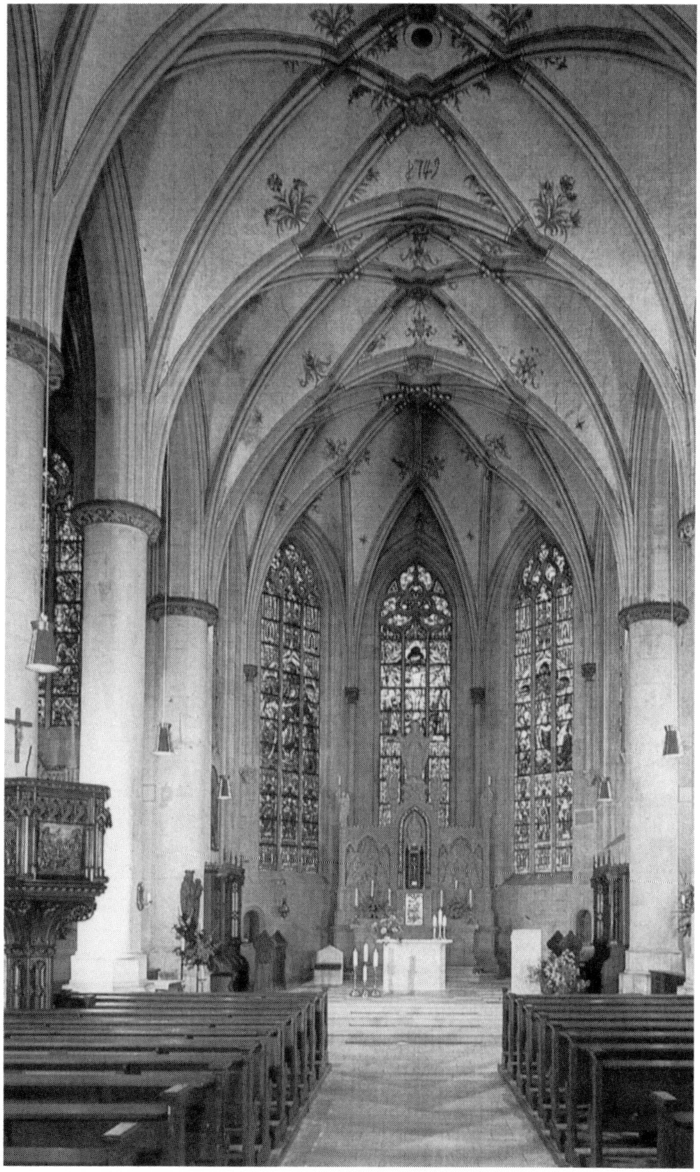

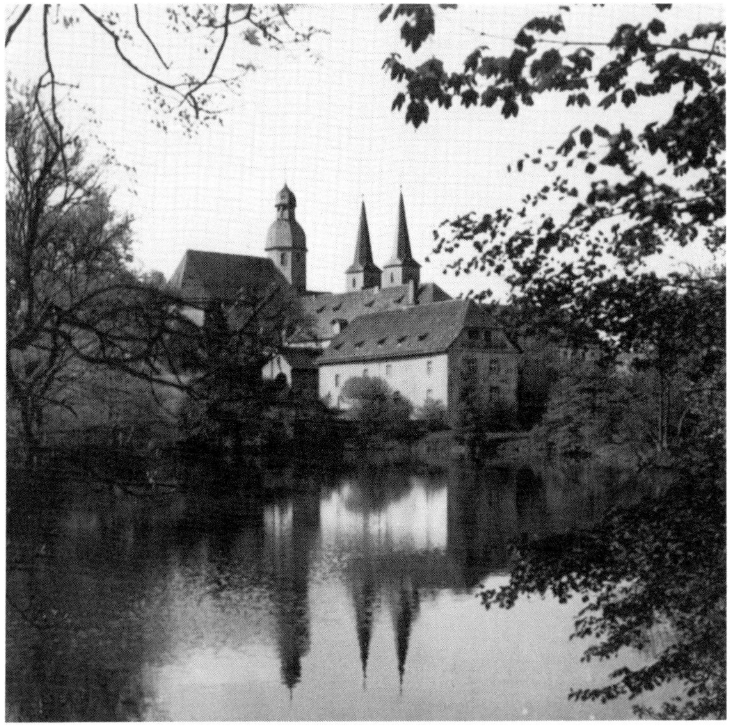

*Am 20. Oktober 1681 konsekrierte Weihbischof Niels Stensen Kirche und Altäre der Abtei Marienmünster bei Höxter. Sie waren nach den Zerstörungen des 30jährigen Krieges neu errichtet worden.*

◁ *Das Innere der Stiftskirche in Nottuln. Die Kirchenbücher bezeugen, daß Stensen hier am 14. 6. 1681 zur Visitation und Firmung weilte. Zur Kirche gehörte sowohl die Pfarrei als auch ein Stift adeliger Damen, in dem Stensen das Fräulein Francellina Odilia von Galen seelsorglich betreute.*

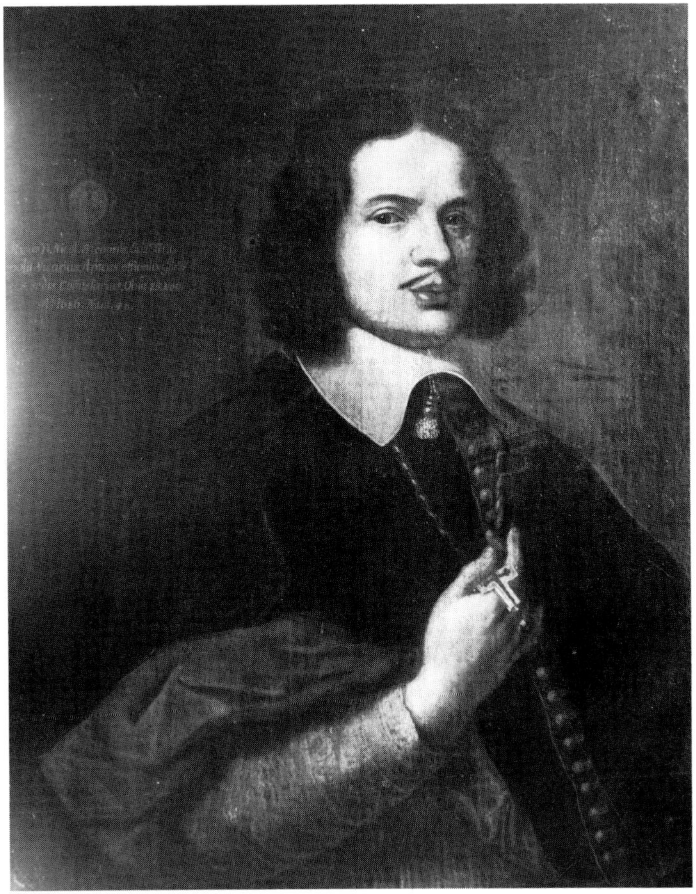

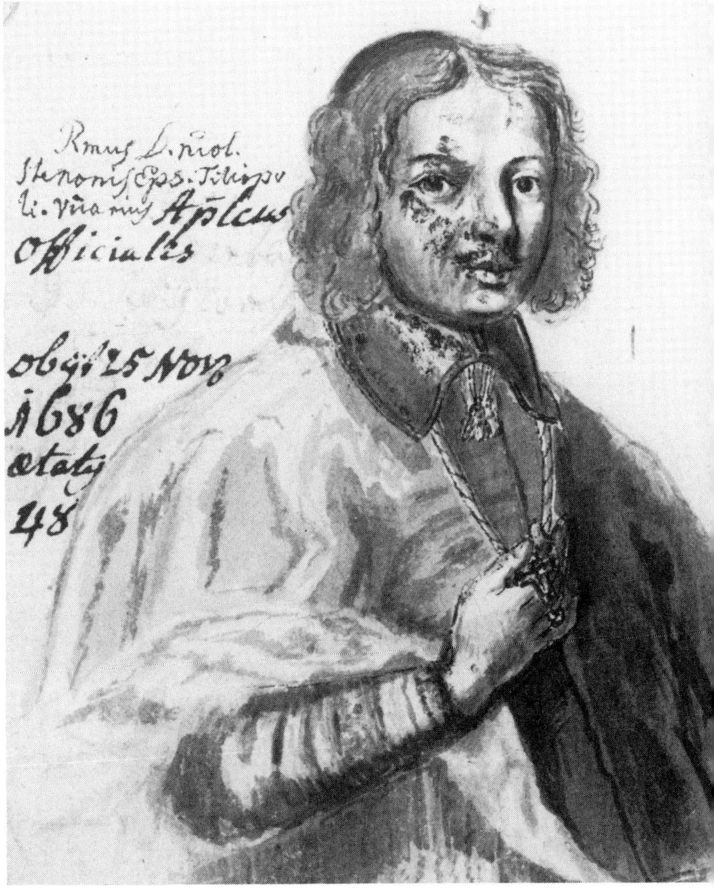


*Die beiden Bilder hängen im Haus Ruhr bei Münster. Das rechte stellt sicherlich authentisch Niels Stensen während seiner Münsteraner Zeit als Weihbischof dar. Zum linken Bild bemerkt der große Stensenforscher Gustav Scherz († am 28. 3. 1971 in Kopenhagen): »Identität mit umstehendem Bildnis wird angezweifelt, weil Stensen sicher nicht so ein geschniegelter und gestriegelter Prälat war. Sowohl schriftliche Zeugnisse als auch die erhaltenen Portraits lassen eine durchaus aszetische Haltung und Kleidung vermuten. Aber auch das Gesicht ist viel zu jugendlich hübsch für einen ca. 45jährigen... Die Inschrift auf dem Bild, die das Portrait als das Stensens bezeichnet, ist nach dessen Tod gemalt« (Westfälisches Amt für Denkmalspflege). Der Vergleich beider Bilder kann die spannungsreiche Lebensgeschichte Stensens symbolisch deutlich machen.*

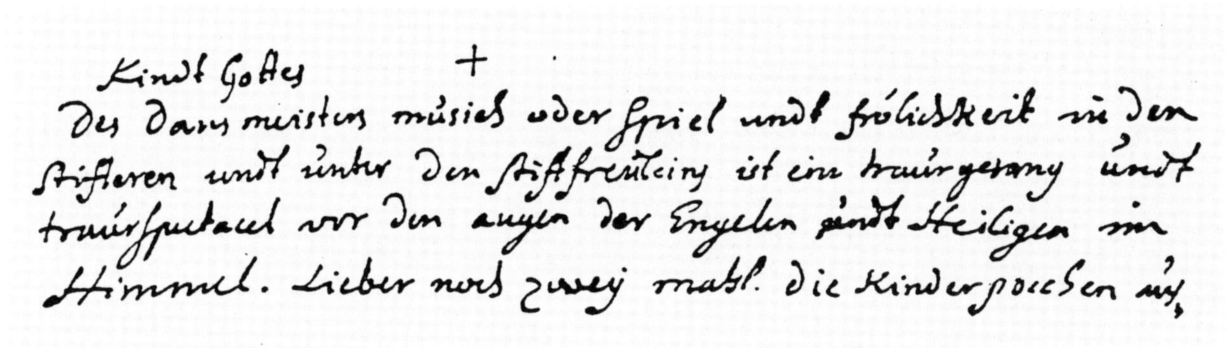

Kindt Gottes +
Des Dansmeisters musich oder Spiel undt frölichkeit in den
Stifteren undt unter den Stiftfreuleins ist ein trauergesang undt
trauerspectacel vor den augen der Engelen undt Heiligen im
Himmel. Lieber noch zwey mahl die Kinderpocchen au-

*Anfang eines Briefes an das Stiftsfräulein von Galen in Nottuln. Der Stil des Briefes kann einiges über die aszetische Haltung Stensens aussagen und sei deshalb ausführlicher zitiert. Da es sich um einen der verhältnismäßig wenigen Briefe Stensens in deutscher Sprache handelt, wird die Sprachgestalt des 17. Jahrhunderts bewußt beibehalten.*

*Kind Gottes!*
*Des Dansmeisters Musich oder Spiel undt Frölichkeit in den Stifteren undt unter den Stiftfreuleins ist ein Trauergesang undt Trauerspectacel vor den Augen der Engelen und Heiligen im Himmel. Lieber noch zwey mahl die Kinderpocchen ausgestanden, als ein Stifft einen einzigen Dans gelernet. Die Dense derer Personen, so von Christi patrimonio leben umb Gott zu loben undt deret Sünde abzubüssen, so die fundationes von alters her gegeben haben, endigen sich gemeinlig mitt der letzste Reverens in die Höll. In solchem Stande undt in solche Heuser solte man von keine andre Freude wissen, als die, so die Gegenwart Gottes erwecket in den Seelen, die aller Eitelheit adieu gesaget haben. Oh, wie ein zierliger und löbliger Dans ist es in den Augen Gottes undt seiner Engelen, wan die Seelen springen von eine Tugendt zu der andre, von Demuth zur Sanftmuth, von Gehorsam zur Gedult etc. Item wan die Seele springet von der Beschawung einer göttlichen Eigenschaff zu die andre, von Gottes Gegenwart zu Gottes Allwissetheit, von seiner Almacht zu seiner Barmhertzigkeit, von seiner Güte zu seiner Gerechtigkeit.*

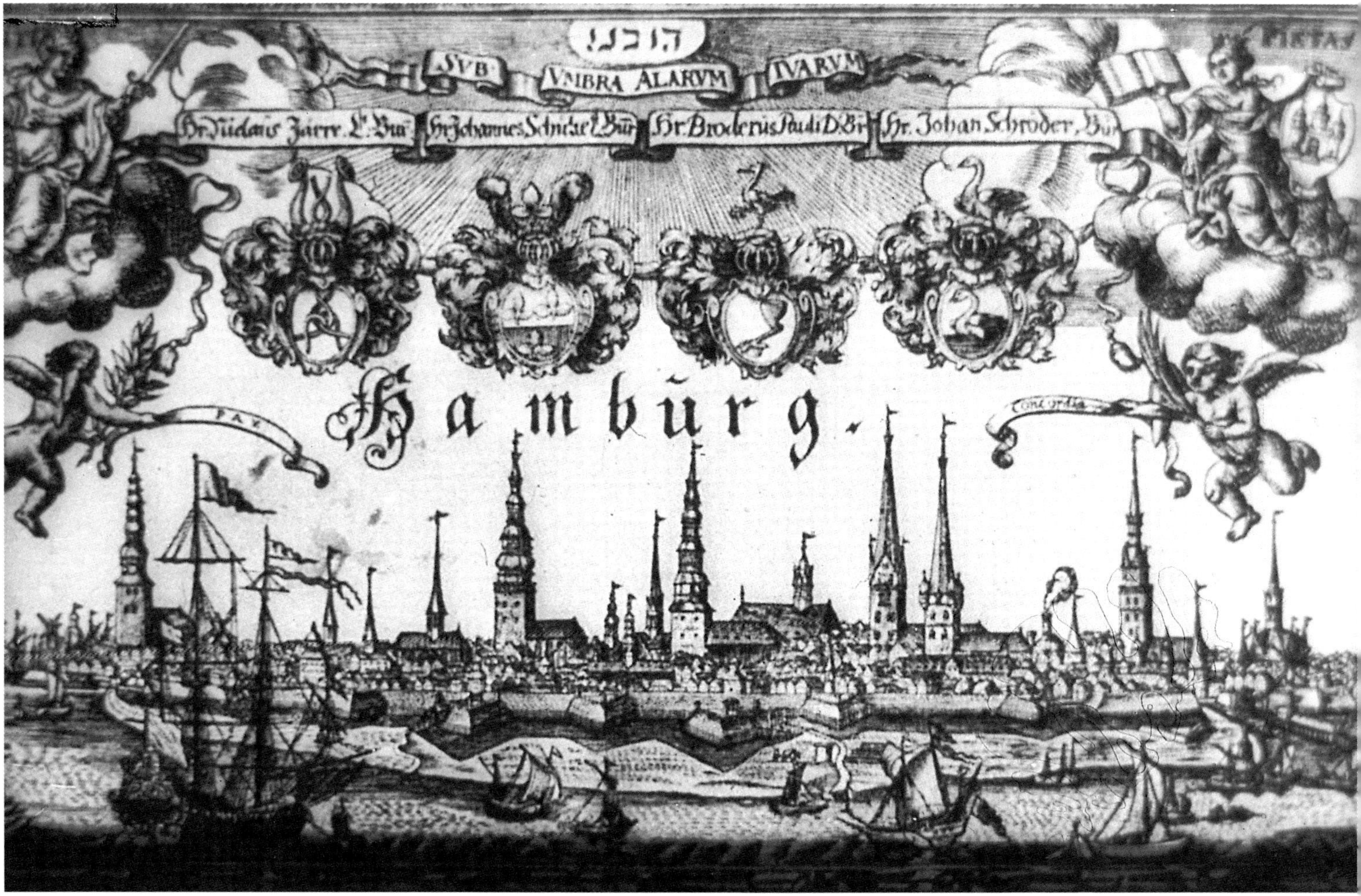


*Zeitgenössische Darstellung der Freien und Hansestadt Hamburg. Über die Situation der katholischen Gemeinde dort schreiben Max Bierbaum/Adolf Faller: »In Hamburg war nach der Einführung der lutherischen Religion 1529 das Bekenntnis zum katholischen Glauben unter Strafe gestellt. Jedoch war in der Folgezeit eine kleine katholische Gemeinde entstanden, die in den Kapellen der Gesandten katholischer Fürsten den Gottesdienst besuchte. Vor den Toren der Stadt war Altona ein wichtiger Mittelpunkt der katholischen Seelsorge. Stensen hat dort als Apostolischer Vikar die Firmung erteilt.«*

## Hamburg und Schwerin (1683–1686)

## *»Dein heiliger Wille geschehe«*

Die letzten Lebensjahre Stensens können noch einmal einige Eigenschaften seiner vorbildlichen christlichen Persönlichkeit veranschaulichen. In Hamburg begegnet Stensen wiederum einer Gemeinde, die sich in einem unglücklichen seelsorglichen Zustand befindet. Untereinander herrschen Zwietracht und Neid. Auch die für die Gemeinde verantwortlichen Seelsorger entsprechen wenig den von Stensen geforderten Idealen. Seine Versuche, an dieser trostlosen Lage etwas zu ändern, stoßen auf Mißtrauen und Ablehnung. Johann von Rosen schreibt in seinen Erinnerungen über Stensen:

»In Hamburg fand er noch weniger Trost als in Münster. Nicht bloß Häretiker und Lutheraner verfolgten ihn, sondern auch Katholiken drohten beständig, ihm Nase und Ohren abzuschneiden und wie einen Schurken aus dem Land zu jagen, ja, sogar ihn zu töten; und das einzig und allein aus dem Grunde, weil er darauf hinarbeitete, den Frieden unter ihnen zu erhalten und ihre Streitigkeiten zu schlichten.
Dieses alles ertrug er mit wunderbarer Geduld, ohne sich je über jemanden zu beklagen, und er suchte bei allen Zusammenstößen denen Gutes zu tun, die ihn verfolgten. Er tröstete sich gewöhnlich in seinen Kümmernissen und Verfolgungen mit den Worten: ›Wir müssen gut von Gott denken, weil wir einen guten Herrn haben‹, oder: ›Lassen wir den Ratschluß der allweisen Güte Gottes über uns ergehen, weil es der ewige Vater von Ewigkeit her so gewollt und der Sohn am Kreuze verdient hat, und weil der Heilige Geist es in uns vollenden wird, wenn wir seiner Gnade nicht widerstehen. Ertragen wir also den Ratschluß Gottes‹« (Ep. II, 978).

Stensens Antwort auf die Not der Zeit ist sein Blick auf die Güte Gottes und auf das Kreuz. Neben seiner Sorge um das apostolische Vikariat des Nordens begleitet er weiterhin viele Menschen durch Briefe und persönliche Gespräche auf ihrem Glaubensweg. Zu dieser geistlichen Begleitung zählt für Stensen auch die Sorge um die zahlreichen Konvertiten, die sich wie in Hannover und Münster auch in Hamburg und Schwerin um den heiligmäßigen Bischof scharen.
Allerdings sei hier angemerkt, daß sich Stensens Mühe um Konversionen nicht gegen die protestantische Kirche richtet. Sie entspringt vielmehr seiner brennenden Sorge um das Heil der Seelen und seinem tiefen Vertrauen auf die Vorsehung Gottes. So schreibt er in seinem Hamburger Abschlußbericht an Papst Innozenz XI.:

»Von Gott empfing ich das Geschenk der Konversion und ich habe die nordischen Vikariate nur in der Absicht angenommen, um, sofern sich Gott meiner bedienen wollte, bei der Konversion von Seelen mitzuhelfen« (Ep. II, 782).

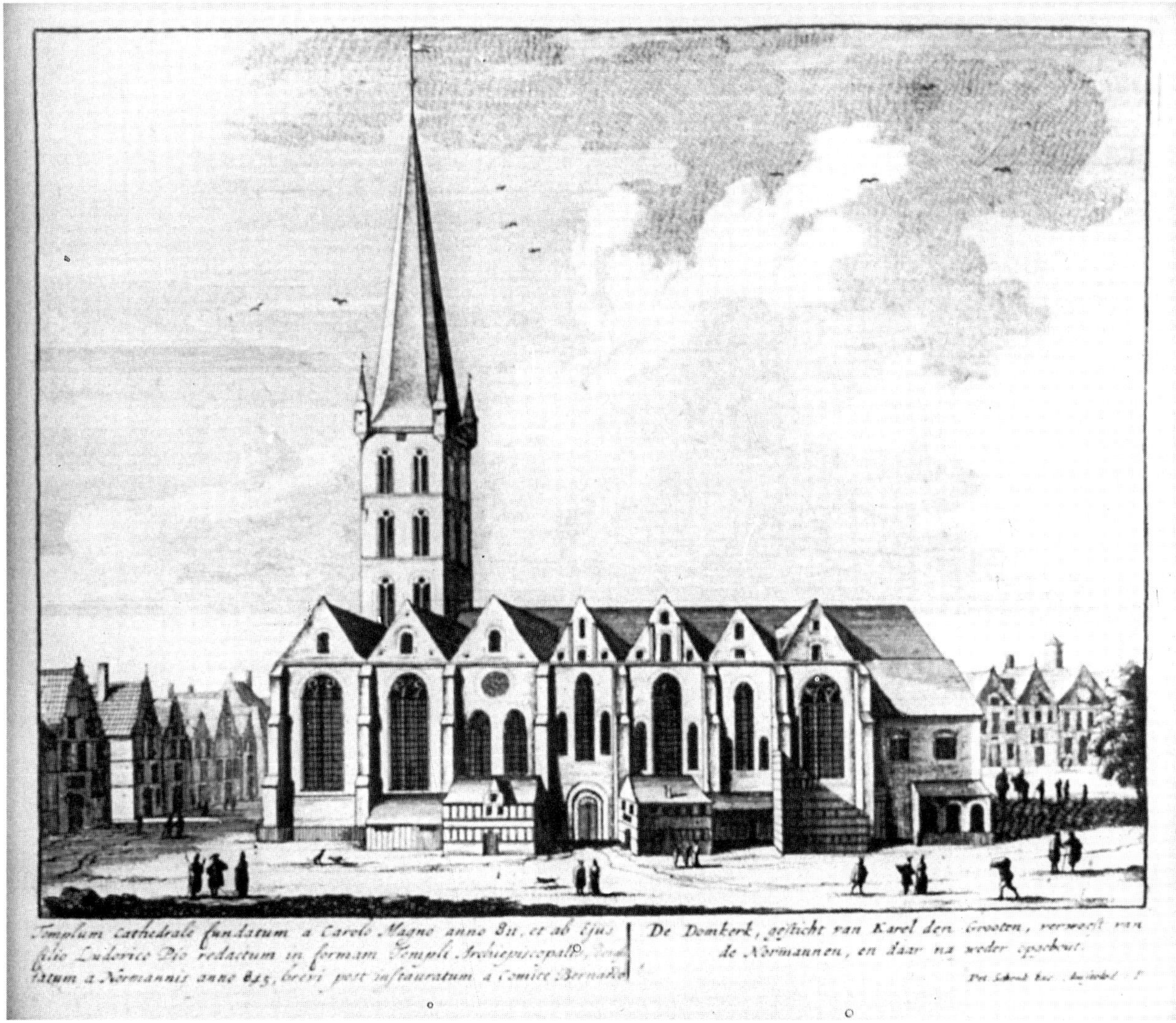


*Der ehemals katholische und später lutherische Mariendom in Hamburg. Das gotische Gotteshaus wurde Anfang des 19. Jahrhunderts wegen Baufälligkeit bzw. zu hoher Renovierungskosten abgebrochen.*

Allerdings weiß Stensen, daß ohne das Ja des Menschen zur Gnade Gottes nichts zu bewirken ist. So verurteilt er die in Frankreich durchgeführten Zwangskonversionen und stellt für sich fest:

»Gott ist mein Zeuge, daß ich mit größter Vorsicht bei Konversionen vorgehe« (Ep. II, 870).

Der Seelsorger Stensen achtet die Freiheit der Menschen, selbst wenn er um das Heil ihrer Seelen ängstlich besorgt ist.

Das Jahr 1685 bringt für Niels Stensen einen letzten Wechsel des Aufenthaltsortes mit sich. Und dieser Wechsel charakterisiert noch einmal schlaglichtartig die geistliche Persönlichkeit des apostolischen Vikars.

All die Mißhelligkeiten und Probleme der vergangenen Jahre haben Stensen in eine recht dunkle und pessimistische Stimmung versetzt. Zur eigenen geistigen Mattigkeit kommt die Tatsache hinzu, daß er seelsorglich als Bischof fast nichts mehr bewirken kann. Erst die Aussicht auf einen Studienaufenthalt in Florenz, wo er ein kontroverstheologisches Buch schreiben und auf neue, günstigere Gelegenheiten für die Arbeit im Norden warten will, versetzt Stensen in eine positivere Grundstimmung. Aber es kommt anders als geplant, und Stensen erweist sich noch einmal als durch und durch apostolisch denkender Mann, der nicht zuerst sich selbst sieht, sondern die Ehre Gottes und das Heil der Seelen voranstellt. Als Stensen schon die Reisegenehmigung von Rom erhalten und den Termin der Abfahrt festgelegt hat, bietet sich die unerwartete Gelegenheit, nach Schwerin zu gehen, um dort die pastorale Arbeit für die wenigen Katholiken auf eine solide Grundlage zu stellen. Ob er Erfolg haben wird? Diese Frage überläßt Stensen der göttlichen Vorsehung:

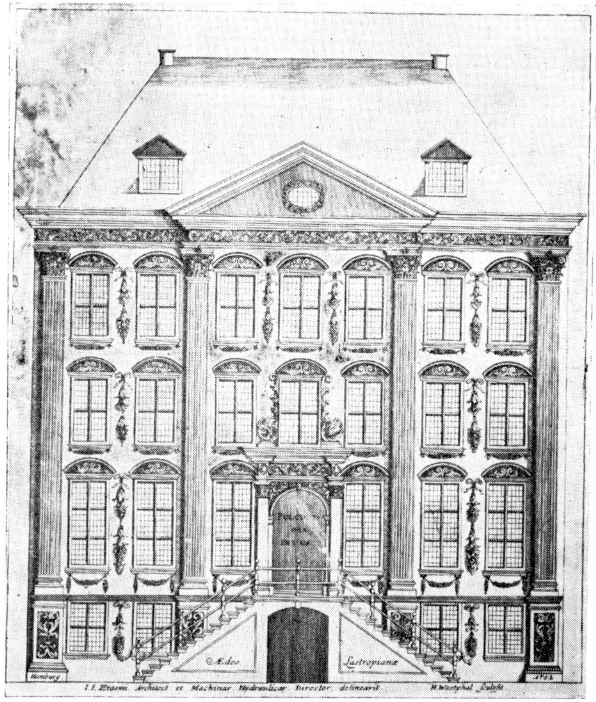

*Das Haus des toskanischen Residenten Theodor Kerckring am Neuen Wandrahm in Hamburg. Stensen lernte den aus einem Lübecker Patriziergeschlecht stammenden Arzt in Holland kennen und wohnte während seines Hamburger Aufenthaltes in dessen Haus.*

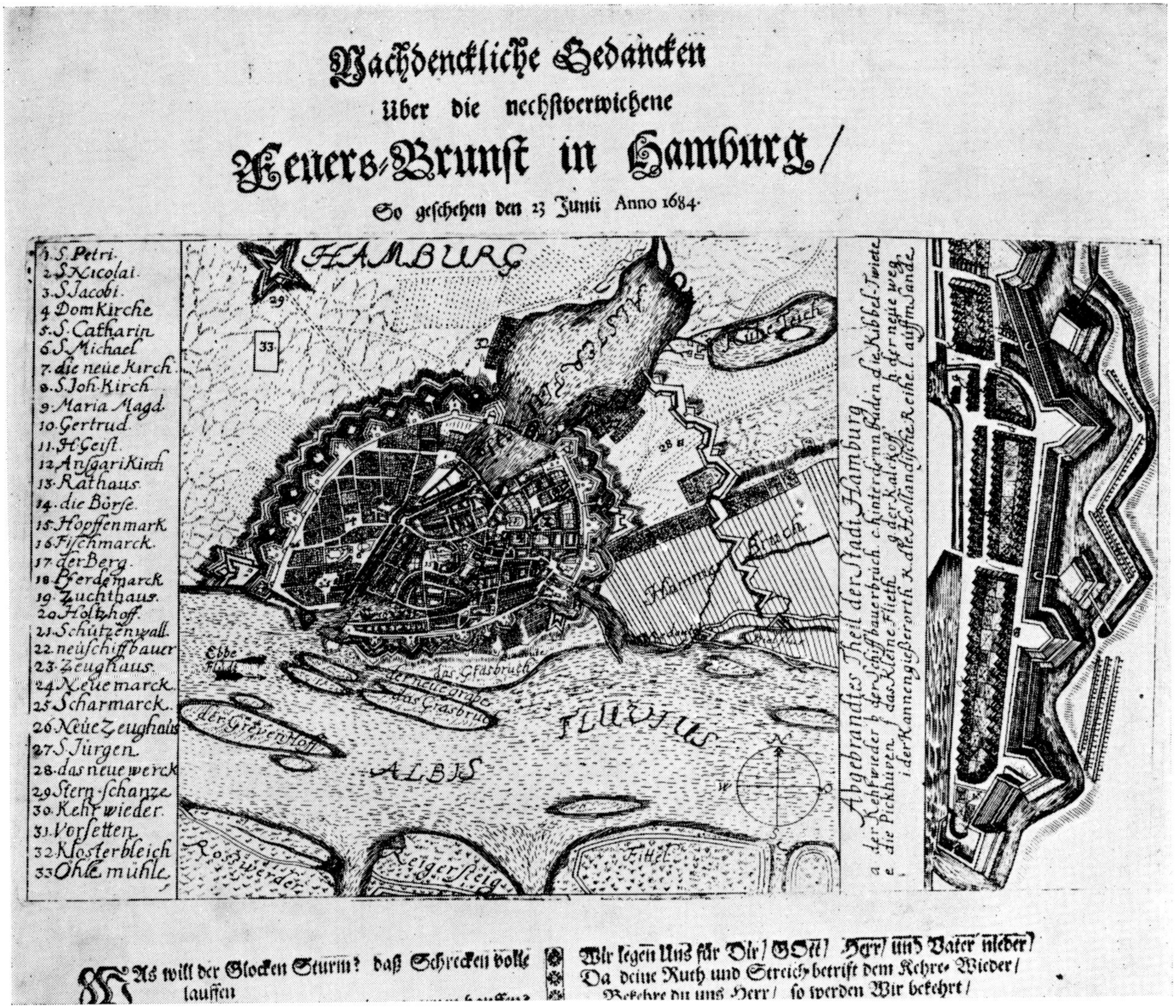


*Zeitgenössische Darstellung einer Feuersbrunst in Hamburg am 23. Juni 1684. Stensen bezeichnete diesen Brand in einem Brief an Großherzog Cosimo III. in Florenz als eine »förmliche Gottesgeißel«, als eine »Bußpredigt für den, der noch etwas geistiges Licht hat« (Ep. II, 699).*

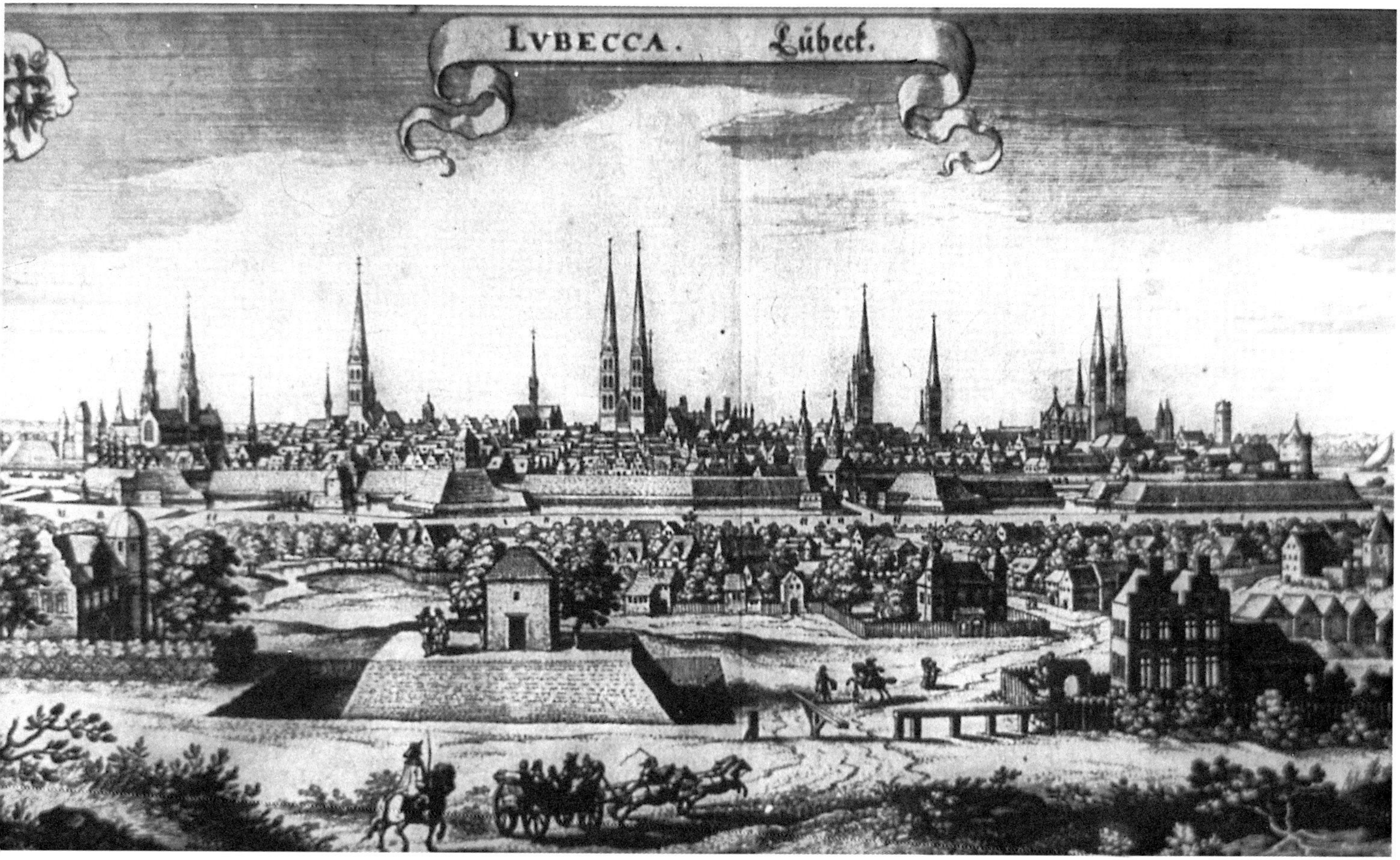


*Die Hansestadt Lübeck zählte ebenfalls zu den Stensen anvertrauten nordischen Vikariaten. Auch dort wohnten nur wenige Katholiken, die wie in Hamburg von Jesuitenpatres betreut wurden. Über die Arbeit dieser Patres und die Einflußmöglichkeiten eines Apostolischen Vikars schreibt Stensen resigniert an Papst Innozenz XI.: »Weil sie aus sich selbst alles mit großem Eifer und zu großer Erbauung verrichten, braucht man einen Apostolischen Vikar nur zur Firmung – wenn die Väter der Gesellschaft Jesu dem Geist ihres Institutes folgen. Haben sie diesen Geist aber nicht, dann ist die Gegenwart eines Vikars nutzlos, weil ein solcher Prälat seine Autorität an Orten, die von Nichtkatholiken regiert werden, nicht frei ausüben kann. Mit wenig Hoffnung auf Erfolg stellt er nur sie und sich selbst auf eine harte Probe« (Ep. II, 780).*

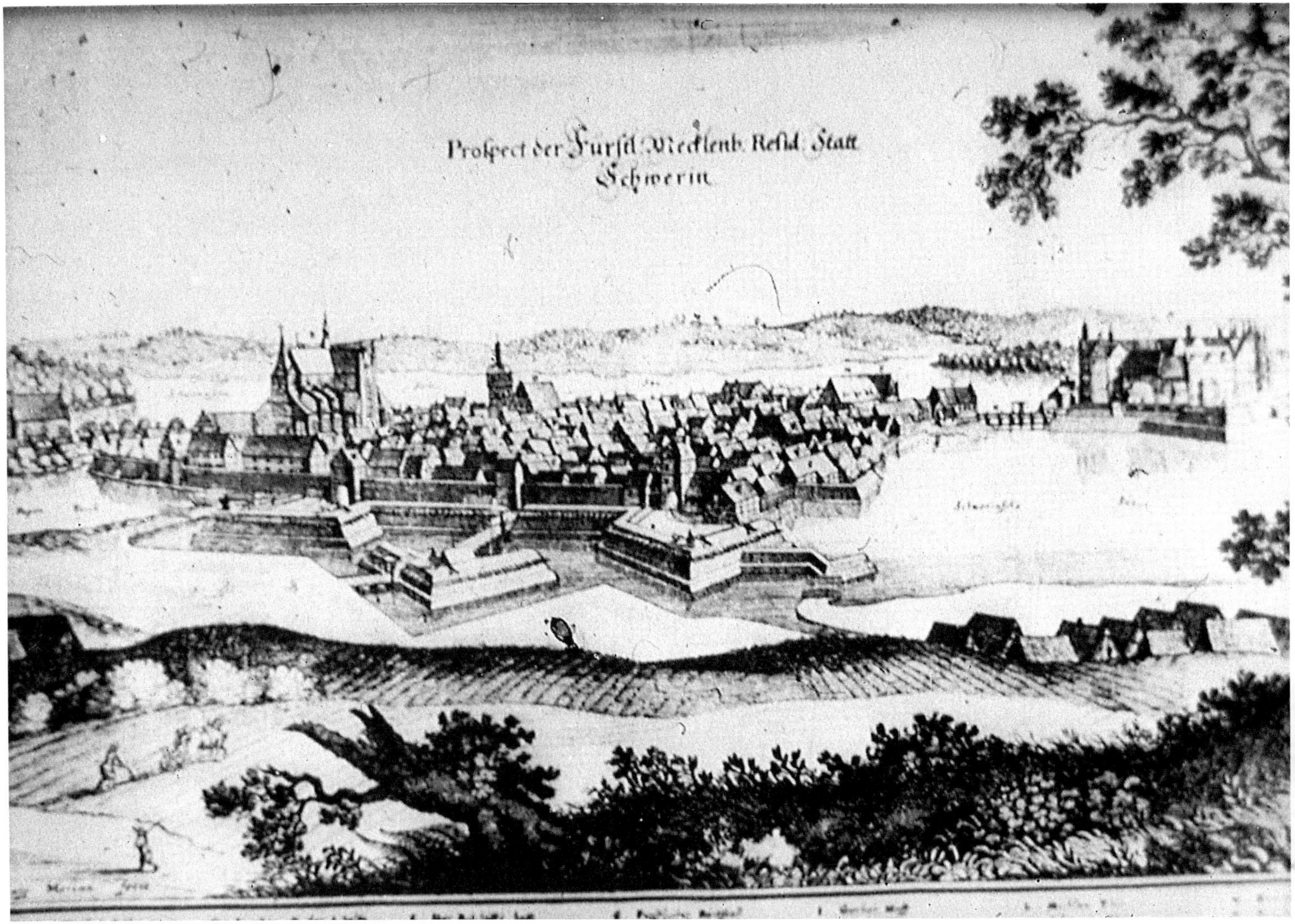


*Zeitgenössische Darstellung der Residenzstadt Schwerin. Die Stadt hatte zur Zeit Stensens etwa 2000 Einwohner. Der zum katholischen Glauben konvertierte Herzog Christian Louis I. hielt sich meist nicht in Schwerin, sondern am Königshof in Paris auf.*

»Je weniger die menschliche Voraussicht sich oft von den Dingen Gottes verspricht, desto klarer tritt nach und nach die göttliche Vorsehung ans Tageslicht. In apostolischen Dingen muß man apostolisch vorgehen und den Gelegenheiten folgen, wie sie sich bieten, indem man den Erfolg der göttlichen Barmherzigkeit überläßt« (Ep. II, 809).

Persönliche Glaubensüberzeugung und pastorales Handeln verbinden sich miteinander. Das Ja-Sagen zum Willen Gottes und der Gleichmut gegenüber den Beschlüssen der göttlichen Vorsehung erfüllen sich in der rastlosen Sorge um das Heil der Menschen.
Auch in Schwerin bleibt Stensen äußerlich ohne Erfolg. Die Tatsache, daß er nicht als Bischof, sondern nur als einfacher Priester auftreten darf, nimmt er gerne in Kauf. Aber auch als Seelsorger ist er nur geduldet, und es gelingt ihm nicht, die erwarteten organisatorischen Fortschritte (Kauf eines Hauses und Bau einer Pfarrkirche) gegen die örtlichen Widerstände durchzusetzen.
Anfang Dezember 1686 wird Stensen von einer heftigen Kolik erfaßt. Als Mediziner weiß er um den Ernst seiner Lage und läßt nach dem nächsterreichbaren Priester in Lübeck schikken, damit dieser ihm die Sterbesakramente spende. Aber die Krankheit schreitet so schnell voran, daß Stensen ohne den Beistand eines Priesters am 5. Dezember 1686 morgens kurz vor sieben Uhr seinen irdischen Lebensweg vollendet.

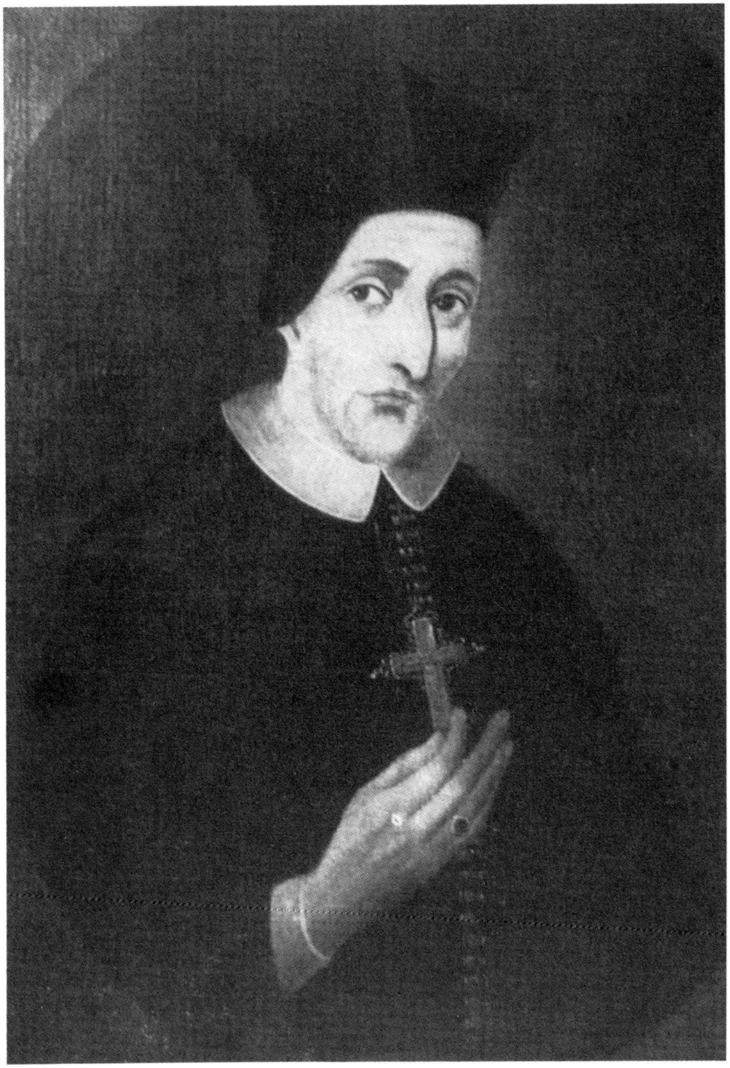

*Dieses Porträt Niels Stensens stammt von einem unbekannten Künstler und hängt im Pfarrhaus der katholischen Propsteigemeinde St. Anna in Schwerin.*

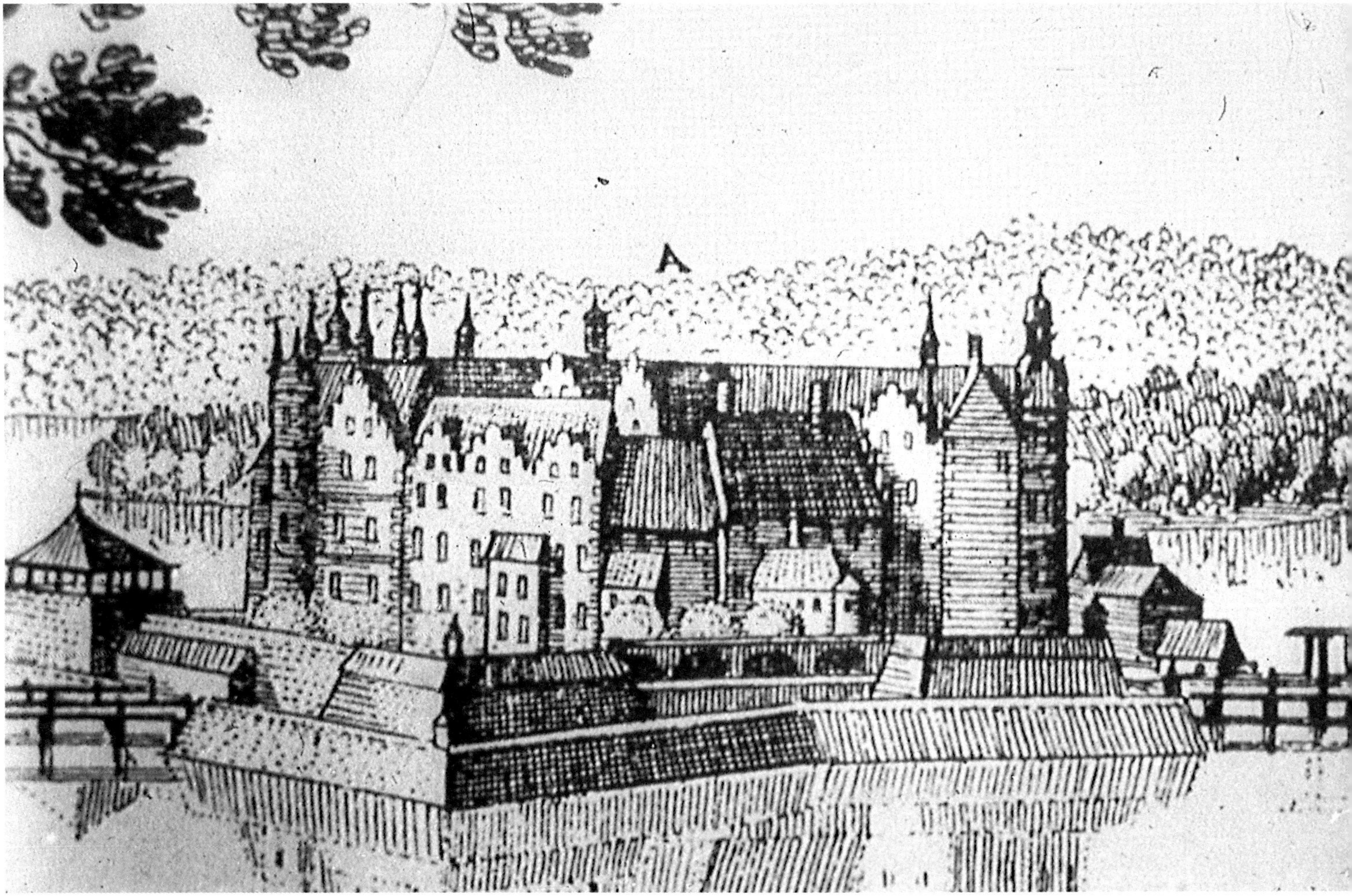


*Das herzogliche Schloß in Schwerin. In der Schloßkapelle konnte regelmäßig Gottesdienst für die kleine katholische Gemeinde gehalten werden. Auch aus der näheren und weiteren Umgebung kamen Gläubige zur heiligen Messe in die Residenzstadt. Hofgeistlicher war Pater Stephani, der aber nach der Ankunft des Apostolischen Vikars beabsichtigte, in seine Heimat Österreich zurückzukehren. Dazu kam es nicht, weil der Pater im Herbst 1686 schwer erkrankte und am 12. November 1686 starb. Stensen selbst hatte den Mitbruder liebevoll gepflegt und mit dem Notwendigen versorgt.*

Der Tod des großen Naturforschers und Bischofs Niels Stensen in Schwerin kann als eine wirkliche Vollendung seines menschlichen und geistlichen Lebens gedeutet werden. Als Beleg dafür sei noch einmal Johann von Rosen zitiert. Er überliefert das Sterbegebet des auf eine primitive Holzpritsche gebetteten Stensen, der öffentlich seine Sünden bekennt und betet:

»Mein Gott, ich leide heftige Schmerzen, und ich hoffe, sie werden Dich bewegen, mir zu verzeihen, wenn ich nicht beständig an Dich denke. Ich bitte Dich nicht, mir die Schmerzen zu nehmen, aber gib mir die Geduld, sie zu ertragen. Wenn wir das Gute aus Deiner Hand angenommen haben, warum sollen wir da nicht das Übel annehmen? Ob Du nun willst, daß ich weiterlebe oder daß ich sterbe, ich will nur, mein Gott, was Du willst. Sei gepriesen in Ewigkeit, und Dein heiliger Wille geschehe. Jesus sis mihi Jesus. Jesus sei mir Jesus. Jesus sei mir Erlöser« (Ep. II, 983).

In diesem Gebet vereinen sich die Grundzüge der geistlichen Persönlichkeit Niels Stensens als Zeugnis für die Nachwelt: seine durch Armut erlernte Leidensfähigkeit und Geduld, das unbedingte Ja zur vollständigen Erfüllung des göttlichen Willens, der Lobpreis Gottes auch und gerade im Angesicht von Schmerz und Leid. »Wer geduldig alles ertragen hat, den preisen wir selig« (Jak 5,11).

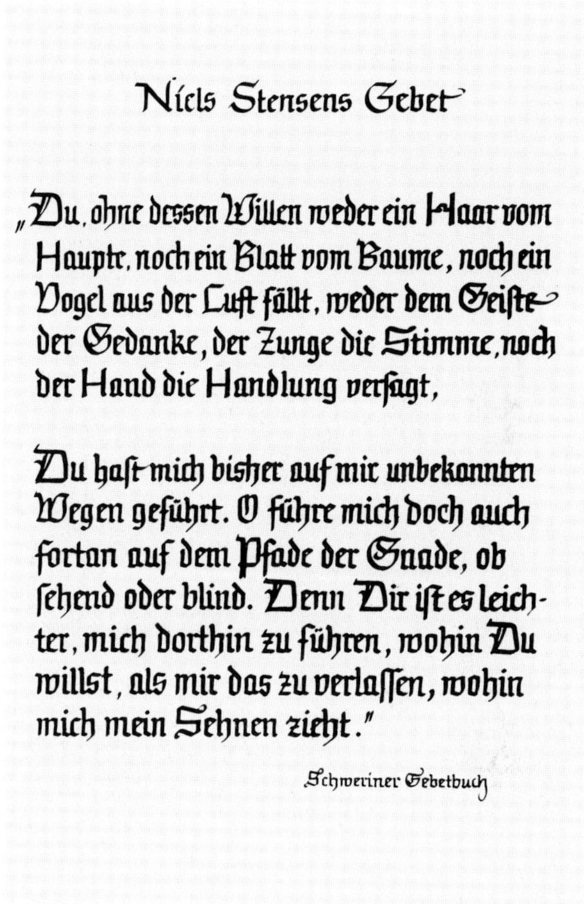
Niels Stensens Gebet

„Du, ohne dessen Willen weder ein Haar vom Haupte, noch ein Blatt vom Baume, noch ein Vogel aus der Luft fällt, weder dem Geiste der Gedanke, der Zunge die Stimme, noch der Hand die Handlung versagt,

Du hast mich bisher auf mir unbekannten Wegen geführt. O führe mich doch auch fortan auf dem Pfade der Gnade, ob sehend oder blind. Denn Dir ist es leichter, mich dorthin zu führen, wohin Du willst, als mir das zu verlassen, wohin mich mein Sehnen zieht."

Schweriner Gebetbuch

*Einer der Texte aus dem »Schweriner Gebetbuch« Niels Stensens. In diesem Buch sind Gebete gesammelt, die Stensen mit seinen Begleitern bei den täglichen Hausandachten verrichtete.*

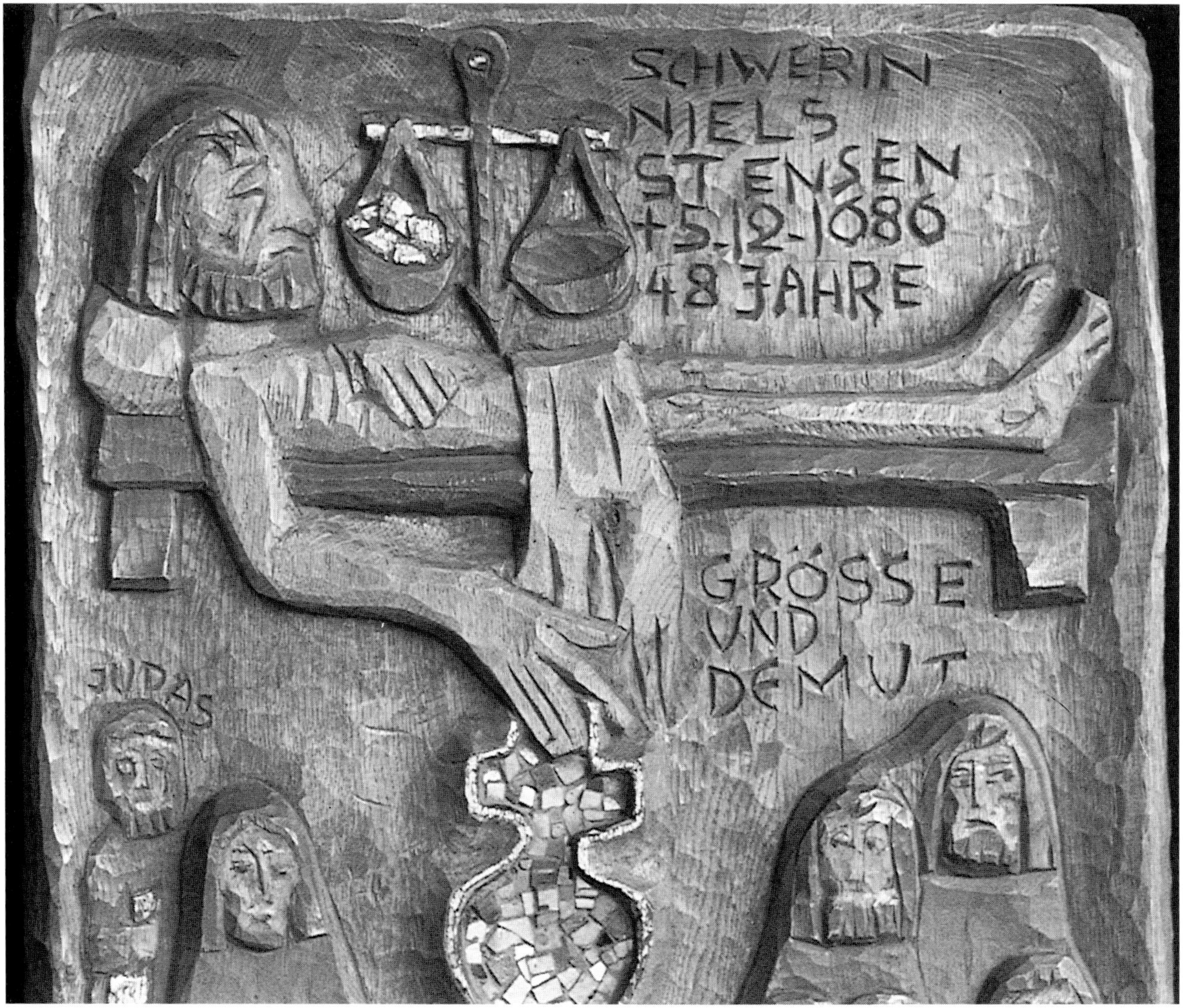


*Das Holzrelief von Ernst Suberg im Niels-Stensen-Kolleg in Münster will das Sterben Stensens in äußerster Armut veranschaulichen. Der Wert solcher Armut kann von allem Gold dieser Welt nicht aufgewogen werden. Hier wird zur Realität, was das Herz-Kreuz-Wappen Stensens zeichenhaft darstellt: Das Kreuz Christi, seine letzte Entäußerung, wird eingepflanzt in das Herz des Menschen und überwindet Schwäche und Bosheit der Welt.*

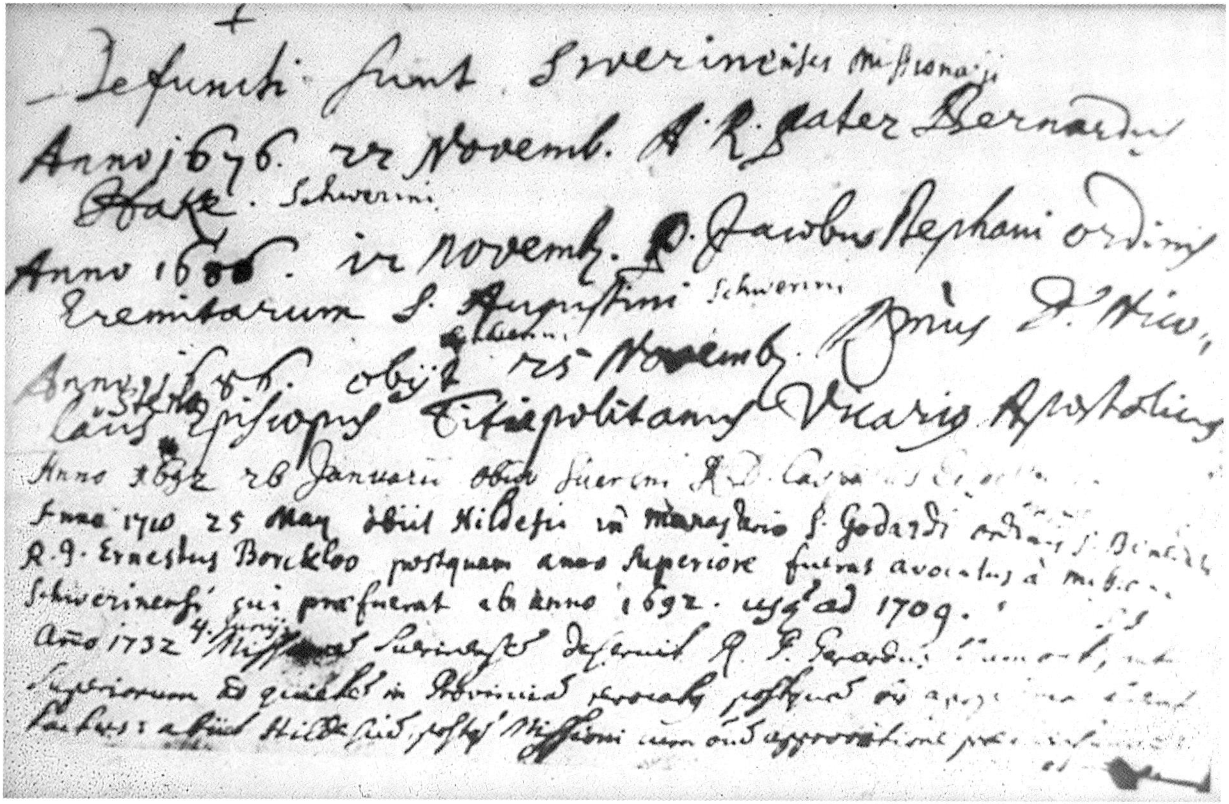
Defuncti fuerunt Swerinenses Missionarii
Anno 1676. 22 Novemb. A.R. Pater Bernardus Stake. Schwerini.
Anno 1686. 12 Novemb. P. Jacobus Stephani ordinis Eremitarum S. Augustini Schwerini.
Anno 1686. obiit 25 Novemb. Illmus D. Nicolaus Steno Episcopus Titiopolitanus Vicarius Apostolicus
Anno 1710 25 May obiit Hildesii in Monasterio S. Godardi ... R.P. Ernestus Borckloo postquam annos Superiore fuerat ... Schwerinensi qui praefuerat ab anno 1692. usque ad 1709.

Eintragung des Todes Niels Stensens im ältesten Schweriner Kirchenbuch. Der dort eingetragene 25. November (Julianischer Kalender) entspricht dem 5. Dezember nach dem heute gültigen Gregorianischen Kalender. Der Tod Pater Stephanis ist auf demselben Blatt vermerkt. –

Zwölf Tage nach seinem Tod wird der Leichnam Niels Stensens provisorisch im Schweriner Dom beigesetzt. Cosimo III. wünscht die Überführung in die Gruft der Medici nach Florenz. Der Hamburger Resident Kerckring veranlaßt deshalb, daß der Sarg als Bücherkiste getarnt (wegen des Aberglaubens der Seeleute) von Hamburg nach Livorno verschifft wird. In Florenz findet Stensen seine endgültige Ruhestätte.

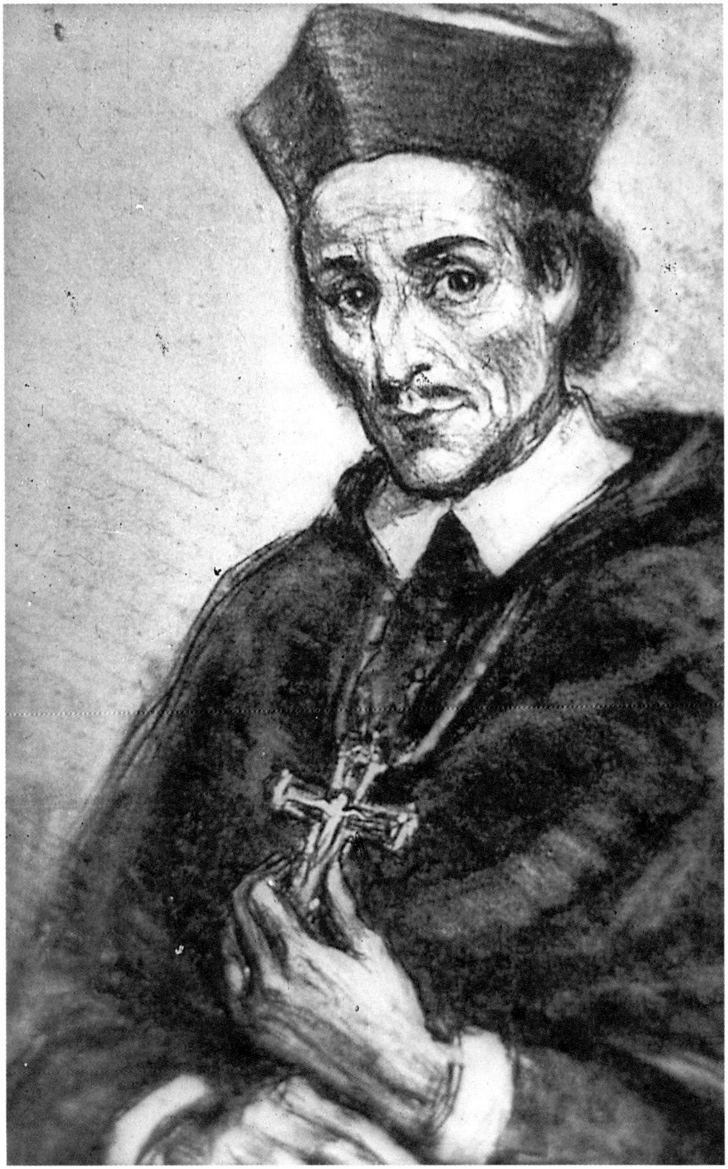

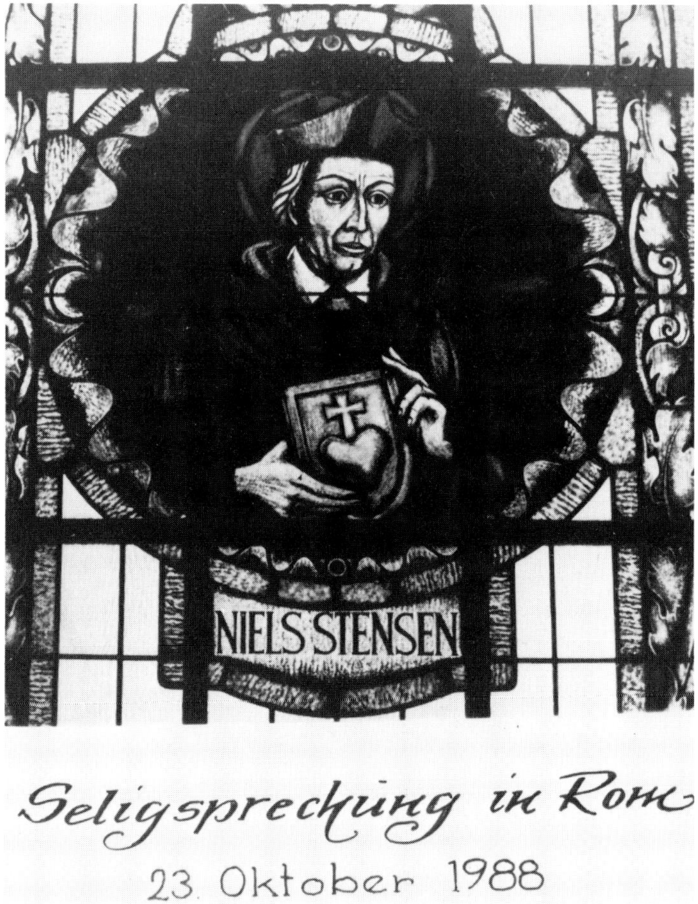


*Porträt Niels Stensens in einem Glasfenster der im Jahre 1985 erweiterten Propsteikirche St. Anna in Schwerin.*

◁ *Bildnis Stensens nach einem Porträt von Wilhelm Wils (1880–1960). Privatbesitz Kopenhagen.*

# *Schluß*

Bald nach seinem Tode gerät das Leben und Sterben Niels Stensens in fast völlige Vergessenheit. Erst in diesem Jahrhundert haben Naturwissenschaftler und Theologen gemeinsam begonnen, sich des großen Forschers und Bischofs von neuem zu entsinnen. Dabei stellt sich die Frage: Inwiefern hat die Gestalt dieses Seelsorgers auch für unsere heutige Situation anregende Kraft oder gar Verbindlichkeit? Denn die Zeiten haben sich geändert und mit ihnen Wissenschaft und menschliches Bewußtsein. Ist nicht auch die Kirche in ihrem Prozeß der Erneuerung ein gutes Stück vorangekommen? Und doch: Auch heute werden Menschen von der Kirche enttäuscht, leiden unter der Unvollkommenheit im eigenen persönlichen Bereich und in der menschlichen Gesellschaft. Darum seien zum Schluß – sozusagen als Zusammenfassung des pastoralen Mühens von Niels Stensen – drei Grundanliegen formuliert, deren Beachtung auch in der heutigen Situation aufgetragen ist.

1. Naturwissenschaft und Theologie treffen sich für Stensen im Suchen und Fragen nach dem richtigen Weg. Realistische Analyse und forschende Kritik widersprechen nicht dem Anliegen des Christentums, sondern fördern es. Entscheidend bleibt allerdings, daß der Mensch seinen Glauben an die sorgende Güte Gottes nicht aufgibt. Im Gegenteil: Gerade als Glaubender vermag er die Fülle menschlichen Daseins in allen ihren Aspekten zu erkennen und zu bejahen. Selbst das Leid wird im Kreuz Christi zum positiven Zeichen für gelingendes menschliches Leben.

2. Das Suchen nach dem richtigen Weg ist auch der entscheidende Auftrag in der Begegnung der verschiedenen Konfessionen miteinander. Es geht um die Suche der Wahrheit, die nicht gegeneinander, sondern miteinander betrieben werden sollte. Allerdings ist das ein mühsamer Weg, wie gerade die Auseinandersetzungen um die Konversion Stensens bis heute zeigen können. Wohin dieser Weg führt, bleibt der göttlichen Vorsehung überlassen. Wichtig scheint gerade in der heutigen Zeit die Tatsache, daß sich die Christen gemeinsam herausrufen lassen zur immer glaubwürdigeren Verwirklichung des Evangeliums Jesu Christi.

3. Seelsorge lebt vom glaubwürdigen Engagement aller Christen. Das gilt für Priester und Laien, Frauen und Männer, haupt- und ehrenamtliche Mitarbeiter. Vielleicht mag das Wort »Vollkommenheit« veraltet sein und als Überforderung gelten. Aber was steckt hinter der modernen Forderung nach »Glaubwürdigkeit«

anderes als die Suche nach der wirklich konsequenten Nachfolge Christi, die Sehnsucht, das Evangelium nicht nur zu sagen, sondern auch zu leben? Wichtig bleibt, daß dieses Bemühen um Vollkommenheit nicht zu Härte und Rigorosität verkommt. Gerade Niels Stensen gibt ein glaubwürdiges Beispiel, wie sich Güte und Menschenfreundlichkeit mit Konsequenz und Gradlinigkeit verbinden lassen. Christsein ist nicht möglich ohne Entscheidung und Verzicht. Aber gerade hier gilt es, der helfenden Liebe Gottes zu vertrauen und jeden positiven Schritt als Ermutigung zum Weitergehen ernst zu nehmen.

»Jesus, sei mir Jesus. Sei mir Erlöser und Helfer.«

# Zeittafel

*Die Daten sind nach dem Gregorianischen Kalender angegeben, der heute allgemeine Gültigkeit besitzt. Zur Zeit Niels Stensens war er noch nicht in allen Ländern eingeführt. Deshalb differieren manche Datumsangaben um etwa 11 Tage (nach dem Julianischen Kalender).*

| | |
|---|---|
| 11. 1. 1638 | Geburt Niels Stensens in Kopenhagen |
| 1648–1656 | Lateinschüler an der Liebfrauenschule in Kopenhagen |
| 1656–1659 | Student der Medizin an der Universität Kopenhagen |
| 1660–1665 | Studienaufenthalte in Amsterdam, Leiden, Paris, Montpellier |
| 4. 7. 1660 | Entdeckung des Ausführungsgangs der Ohrspeicheldrüse (Ductus Stenonianus) in Amsterdam |
| 1666–1668 | Erster Aufenthalt in Florenz; anatomische, paläontologische und geologische Studien in Italien |
| November 1667 | Konversion zur katholischen Kirche in Florenz; |
| 1668–1670 | Große geologische Forschungsreise durch Südeuropa |
| 1670–1672 | Zweiter Aufenthalt in Florenz; erste theologische Schriften |
| 1672–1674 | Königlicher Anatom in Kopenhagen |
| 1675–1677 | Dritter Aufenthalt in Florenz; Erzieher des Erbprinzen |
| Ostern 1675 | Priesterweihe und Primiz in Florenz |
| 19. 9. 1677 | Bischofsweihe in Rom |
| 1677–1680 | Apostolischer Vikar in Hannover |
| 1680–1683 | Weihbischof in Münster |
| 1683–1685 | Aufenthalt in Hamburg |
| 1685–1686 | Seelsorge in Schwerin |
| 5. 12. 1686 | Tod in Schwerin |

# Literatur

*Ein gut gegliedertes und leicht zugängliches Literaturverzeichnis zu Niels Stensen findet sich bei* Max Bierbaum/Adolf Faller, Niels Stensen. Anatom, Geologe und Bischof 1638–1686, Münster ²1979, S. 180–199.

*Stensens eigene Werke umfassen:*

| | | |
|---|---|---|
| Op. phil. | = | Nicolai Stenonis opera philosophica, Ed. V. Maar 1910 |
| Op. theol. | = | Nicolai Stenonis opera theologica, Ed. Larsen-Scherz 1944/47 |
| Ep. | = | Nicolai Stenonis Epistolae, Ed. Scherz 1952 |

Bildquellen

*Privatarchiv Niels-Stensen-Kolleg*
Seite 6, 8, 9, 10, 12, 13 (rechts), 16, 18, 21, 22 (links oben), 24, 25, 26, 27, 29, 32, 34 (oben; links), 35, 37, 40, 43, 44, 47, 48, 53, 56, 57, 59, 60, 62, 64, 66 (links)

*Echter-Archiv*
Seite 13 (links), 14, 17, 22 (links unten), 23, 30, 31, 33, 34 (rechts unten), 36, 38, 39, 41, 42, 46, 49, 54, Umschlag-Rückseite

*Pfarrarchiv Schwerin*
Seite 61, 65, 66 (rechts)

*Schöning & Co und Gebrüder Schmidt GmbH & Co*
Seite 51 (rechts)

*Westfälisches Amt für Denkmalpflege*
Seite 52, Umschlag-Vorderseite (kleines Bild)

*Pfarramt Nottuln*
Seite 51 (links)

*Privatarchiv Dr. Herkenhoff*
Seite 6, 19, 20, 22 (rechts), 58, Umschlag-Vorderseite (großes Bild)

# Weitere Biographien zeitgenössischer Seliger bei Echter

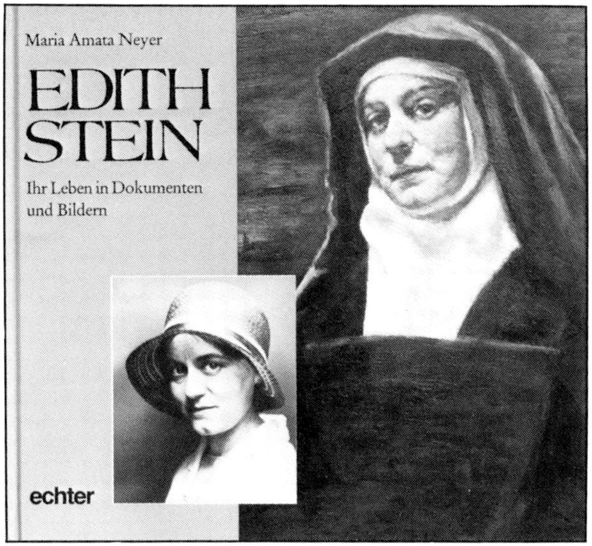


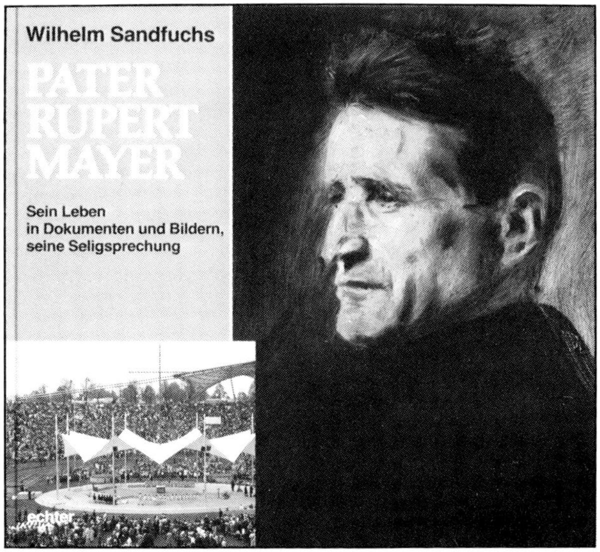


Maria Amata Neyer

## Edith Stein

**Ihr Leben in Dokumenten und Bildern**

3. Auflage, (11.–13. Tausend) 1987. 84 Seiten, 115 einfarbige Abbildungen. DM 19,80. ISBN 3-429-01060-8

„Der eindrucksvolle Band will in Bildern und erläuternden Texten insbesondere den geistig-religiösen Lebensweg Edith Steins veranschaulichen, der als Stufenleiter einer ‚unbeirrbaren Liebe' begriffen wird. Nicht ohne Ergriffenheit wird man ihre faksimiliert wiedergegebenen Abschiedszeilen aus dem Sammellager Westerbork lesen. In quälender Ungewißheit heißt es darin: ‚Morgen früh (= 7. August 1942) geht ein Transport (Schlesien oder Tschechoslowakei??)' – aber wenige Zeilen später: ‚Konnte bisher herrlich beten.' An diese zutiefst religiöse Dimension ihres Lebens muß man angesichts modischer Bestrebungen, Edith Stein als ‚Frauenrechtlerin' zur Identifikationsfigur ‚moderner Menschen' umzustilisieren, nachdrücklich erinnern."

*Ulrich von Hehl, in: Frankfurter Allg. Zeitung, 8. 7. 1987*

Wilhelm Sandfuchs

## Pater Rupert Mayer

**Sein Leben in Dokumenten und Bildern, seine Seligsprechung**

2., erweiterte Auflage 1987. 120 Seiten, 12 Farb- und 92 Schwarzweißabbildungen. DM 22,–. ISBN 3-429-01110-8

*In den wiedergegebenen Dokumenten und Fotos wie im begleitenden Text ist ein fesselndes Bild von Pater Rupert Mayer entstanden, das gerade heute vielen lebendige Einblicke in die jüngste Kirchen- und Zeitgeschichte vermitteln wird.*

„Dieses Buch mag für jene ein Lichtblick sein, die den Verlust an Vorbildern für ein authentisch und überzeugend gelebtes Christentum beklagen. Es berichtet sachlich, unter Heranziehung einer Fülle historischen Materials von dem Jesuiten Rupert Mayer, dem ‚Oberapostel' und ‚15. Nothelfer' Münchens, der als glaubensstarker Seelsorger und Prediger, als Ratgeber und Helfer in der bedrängenden Zeit der Naziherrschaft vielen Halt und Orientierung gab."

*Literaturreport 1984*